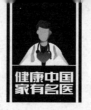

健康中国
家有名医

儿童佝偻病、贫血
肥胖诊断与治疗

总策划　王韬 教授

中国科普作家协会　医学科普创作专委会主任委员

主编 —— 陈津津　李　洁

上海科学技术文献出版社
Shanghai Scientific and Technological Literature Press

图书在版编目（CIP）数据

儿童佝偻病、贫血、肥胖诊断与治疗 / 陈津津，李洁主编.
一上海：上海科学技术文献出版社，2023
（健康中国·家有名医丛书）
ISBN 978-7-5439-8705-0

Ⅰ.①儿… Ⅱ.①陈…②李… Ⅲ.①小儿疾病—维生素 D
缺乏病—诊疗②小儿疾病—贫血—诊疗③小儿疾病—肥胖病—诊
疗 Ⅳ.① R723.244 ② R725.5 ③ R723.14

中国版本图书馆 CIP 数据核字 (2022) 第 208370 号

选题策划：张　树
责任编辑：王　珺
封面设计：留白文化

儿童佝偻病、贫血、肥胖诊断与治疗
ERTONG GOULOUBING, PINXUE, FEIPANG ZHENDUAN YU ZHILIAO
主编　陈津津　李　洁
出版发行：上海科学技术文献出版社
地　　址：上海市长乐路 746 号
邮政编码：200040
经　　销：全国新华书店
印　　刷：商务印书馆上海印刷有限公司
开　　本：650mm×900mm　1/16
印　　张：15
字　　数：155 000
版　　次：2023 年 1 月第 1 版　2023 年 1 月第 1 次印刷
书　　号：ISBN 978-7-5439-8705-0
定　　价：48.00 元
http://www.sstlp.com

"健康中国·家有名医"丛书总策划简介

王 韬

上海市同济医院急诊医学部主任兼创伤中心主任，上海领军人才，全国创新争先奖状、国家科技进步奖二等奖获得者，国家健康科普专家库首批成员，中国科协辟谣平台专家，国家电影局科幻电影科学顾问，中国科普期刊分级目录专家委员会成员，中国科普作家协会医学科普创作专委会主任委员，中华医学会《健康世界》杂志执行副总编。

儿童佝偻病、贫血、肥胖诊断治疗
作者简介

陈津津

主任医师，博士生导师，上海市儿童医院儿童保健科主任，中国医师协会儿童健康专委会副主委、中国妇幼保健协会特殊儿童医教协同干预与发展专业委员会副主委、中华医学会儿科学分会儿保学组秘书、中华预防医学会儿保学组委员、上海市医学会儿保学组组长等 上海市科技启明星、交大医学院创新团队、研究型医师，主持国家及省部级课题 10 余项，在 SCI 及国家级杂志上发表论文近 50 篇，获省部级科技奖励 10 余项，拥有知识产权 9 项，专著 5 本，参编教材 2 本，参编专家共识 4 篇。

李 洁

上海市儿童医院营养科副主任，国家注册营养师，管营养医师。国家妇幼儿童营养专委会委员，上海市营养学会会员，中国营养学会会员，上海市职业技能鉴定中心营养指导师考评官，从事儿童临床营养三十余年，发表核心期刊论文数篇。在儿童喂养和疾病的营养管理上有丰富的临床经验，擅长儿童消化道疾病的营养支持，各类营养不良、儿童肥胖、术后营养诊疗、小儿糖尿病、小儿肾病、小儿过敏等疾病的营养管理和营养治疗。

"健康中国·家有名医" 丛书编委会

丛书总策划:
王　韬　　上海市同济医院急诊医学部兼创伤中心主任、
　　　　　主任医师、教授

丛书副总策划:
方秉华　　上海市公共卫生临床中心党委书记、主任医师、教授
唐　芹　　中华医学会科普专家委员会副秘书长、研究员

丛书编委:
马　骏　　上海市同仁医院院长、主任医师
卢　炜　　浙江传媒学院电视艺术学院常务副院长、党委副书记
冯　辉　　上海中医药大学附属光华医院副院长、主任医师
许方蕾　　上海市同济医院护理部主任、主任护师
李本乾　　上海交通大学媒体与传播学院院长、教育部"长江学者"
　　　　　特聘教授
李江英　　上海市红十字会副会长
李春波　　上海交通大学医学院附属精神卫生中心副院长
　　　　　上海交通大学心理与行为科学研究院副院长、主任医师
吴晓东　　上海市医疗急救中心党委书记
汪　妍　　上海电力医院副院长、主任医师
汪　胜　　杭州师范大学护理学院党总支书记兼副院长、副教授
宋国明　　上海市第一人民医院党委副书记、纪委书记、副研究员
张春芳　　上海市浦东新区医疗急救中心副主任
张雯静　　上海市中医医院党委副书记、主任医师

苑　杰　华北理工大学冀唐学院院长、主任医师、教授

罗　力　复旦大学公共卫生学院党委书记、教授

周行涛　复旦大学附属眼耳鼻喉科医院院长、主任医师、教授

唐　琼　上海市计划生育协会专职副会长

陶敏芳　上海市第八人民医院院长、主任医师、教授

桑　红　长春市第六医院主任医师、教授

薄禄龙　海军军医大学第一附属医院麻醉科副主任、副主任医师、
　　　　副教授

本书编委会

主　编　陈津津　李　洁

副主编　霍言言

编　委（按姓氏笔画排序）

马　玲　马晨欢　王文娴　刘钟泠　杨　帆

吴　丹　赵艳君　姜　莲　洪　霞　章春草

谢雨晨

总　序

近日，中共中央办公厅、国务院办公厅印发了《关于新时代进一步加强科学技术普及工作的意见》，从加强科普能力建设、促进科普与科技创新协同发展等七个方面着重强调了科普是国家和社会普及科学技术知识、弘扬科学精神、传播科学思想、倡导科学方法的活动，是实现创新发展的重要基础性工作。这是对新时代科普工作提出新的明确要求，是推动新时代科普创新发展的重大契机。为响应号召，推进完成在科普发展导向上强化战略使命、发挥科技创新对科普工作的引领作用、发挥科普对于科技成果转化的促进作用的三大重要科普任务；促进我国科普事业蓬勃发展，营造热爱科学、崇尚创新的社会氛围，构建人类命运共同体，上海科学技术文献出版社特此策划推出"健康中国·家有名医丛书"。

健康是人最宝贵的财富，然而疾病是其绕不开的话题。随着社会发展，在人们物质水平提高的同时，这让更多人认识到健康的重要性，激发了全社会健康意识的觉醒。对健康的追求也有着更高的目标，不再局限于简单的治已病，而是更注重"未病先防、既病防变、愈后防复"。多方面的因素使得全民健康成为"热门"话题。

现代社会快节奏和高强度的生活方式，使我们常常处于亚健康状态。美食诱惑、运动不足、嗜好烟酒，往往导致肥胖，诱发高血压、高血脂、高血糖、高尿酸乃至冠心病、脑卒中，甚至损伤肺功能，造成肾功能衰退，而久病卧床又会造成肺炎、压疮、下肢血管栓塞等衍生疾病……凡此种种，严重影响人们的健康生活。

"经济要发展，健康要上去"，是每个老百姓的追求。"健康中

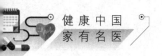
国"不是一个口号，也不是一串数字。人民健康是民族昌盛和国家富强的重要标志，健康是人们最具普遍意义的美好生活需要。该丛书遴选临床常见病、多发病，为广大读者提供一套随时可以查阅的医学科普读物。

这套丛书，为广大读者提供一份随时可以查阅的医学手册，帮助读者了解与疾病预防治疗相关的各类知识，探索疾病发生发展的脉络，为找寻最合适的治疗方法提供参考。为全社会健康保驾护航，让大众更加关注基础疾病的治疗，提高机体免疫力。在为患者答疑解惑的同时，也传递了重要的健康理念。

本丛书秉承上海科学技术文献出版社曾经出版的"挂号费"丛书理念，作为医学科普读物，为广大读者详细介绍了各类常见疾病发病情况、疾病的预防、治疗，生活中的饮食、调养，疾病之间的关系，治疗的误区，患者的日常注意事项等。其内容新颖、系统、实用，适合患者、患者家属及广大群众阅读，对医生临床实践也具有一定的参考价值。本丛书版式活泼大气、文字舒展，采用一问一答的形式，逻辑严密、条理清晰、方便阅读，便于读者理解；行文深入浅出，对晦涩难懂的术语采用通俗表达，降低阅读门槛，方便读者获取有效信息，是可以反复阅读、随时查询的家庭读物，宛若一位指掌可取的"家庭医生"。

本丛书诚邀上海各三甲医院专科医生担任主编撰稿，每册书十万余字，一病一书，精选最为常见和患者最为关心的内容，删繁就简，避免连篇累牍又突出重点。本套"健康中国·家有名医"丛书在2020年出版了第一辑21册，现在第二辑27册也顺利与广大读者见面了。

这是一份送给社会和大众的健康礼物，看到丛书出版，我甚是欣慰。衷心盼望丛书可以让大众更了解疾病、更重视健康、更懂得未病先防，为健康中国事业添砖加瓦。

王韬

2022 年 10 月

目 录

佝偻病的基础知识

什么是佝偻病

营养性维生素 D 缺乏性佝偻病通常是由于儿童维生素 D 不足和(或)钙摄入量过低导致机体钙磷代谢紊乱,产生的一种以骨骼病变为特征的慢性营养性疾病。低磷性佝偻病是以低磷血症及肾脏磷酸盐丢失为特征,但基因型、遗传模式及病因各不相同的一组罕见病,主要影响骨骼、牙齿和生长软骨板等部位,导致其矿化不足,从而发生一系列佝偻病的表现。其中,营养性维生素 D 缺乏性佝偻病占绝大多数。

佝偻病的发病情况如何

流行病学资料显示,十二世纪的罗马已有关于佝偻病的描述,现今估计全世界约有 10 亿人维生素 D 缺乏或不足,涉及不同年龄段的人群,营养性维生素 D 缺乏性佝偻病多见于 3 岁以内的婴幼儿。在低磷性佝偻病中,连锁低磷血症(XLH)是遗传性低磷佝偻病中最常见的一种类型,它在人群中的患病率约为 $1.7/10^5$ 儿童。

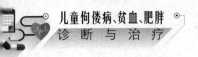

佝偻病的高危因素有哪些

佝偻病通常是由于儿童维生素 D 不足和(或)钙摄入量过低导致,故凡是导致儿童体内维生素 D 和(或)钙不足的因素均是佝偻病的高危因素。

一、维生素 D 不足的高危因素

① 围生期维生素 D 不足

胎儿可通过胎盘从母亲体内获得维生素 D,若母亲在怀孕期间,特别是妊娠后期维生素 D 营养不足,如母亲在孕后期患有严重的营养不良、肝肾疾病、慢性腹泻等,以及双胎、多胎或各种原因导致的早产,均可使得婴儿体内贮存的维生素 D 不足,生后又未及时补充,从而导致佝偻病的发生。

② 日光照射不足　因为紫外线不能透过玻璃,若婴幼儿长期居家又不开窗,幼儿室外活动少,使得日光暴露不足导致皮肤合成维生素 D 减少。此外,大气污染、户外活动时过度的阳光隔离、泛用高指数的防晒霜也是影响维生素 D 合成的因素。

③ 食物中补充维生素 D 不足　因天然食物中含维生素 D 少,若在孩子生长发育阶段未及时补充维生素 D 使得人体内维生素 D 不足,进而导致佝偻病的发生。

④ 疾病因素影响

胃肠道疾病或肝胆疾病会影响维生素 D 的吸收,如婴儿肝炎综合征、慢性腹泻、炎症性肠病等,严重肝肾损害会导致维生素 D 羟化障碍,致使活性维生素 D 合成不足从而引起佝偻病。超重或肥胖的儿童虽然皮肤合成维生素 D 的能力正常,但大量皮下脂肪贮存维生素 D 使得循环中的维生素 D 含量下降,某些药物,如抗惊厥药物(苯巴比妥)可刺激肝细胞微粒体的氧化酶系统活性增加,促进肝脏维生素 D 分解。

二、钙不足的高危因素

① 乳类食物摄入不足　乳制品是钙营养的主要来源,儿童、青少年膳食中缺乏高钙食物,是导致钙营养慢性缺乏的重要原因。

② 肠道钙吸收不良　儿童体内维生素 D 不足、腹泻等消化道疾病会影响肠道钙的吸收,导致体内钙贮存不足。

③ 钙的需求量高　当身体对钙的需求量增加时钙缺乏或钙营养不足的风险增加,如早产儿、低出生体重儿生后追赶生长的过程中对钙的需求量增加。

④ 其他　母亲妊娠期间钙和(或)维生素 D 摄入不足会使胎儿期钙贮存不足,这也是导致婴儿早期钙营养不足的重要因素之一。

什么是维生素 D

① 维生素 D 是一组具有生物活性的脂溶性类固醇衍生物,它是具有 A、B、C、D 环的结构相同、侧链不同的一组复合物的

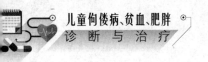

总称,目前已知的维生素 D 至少有 10 种,最重要的是维生素 D_2 (麦角骨化醇)和维生素 D_3 (胆骨化醇)。

② 维生素 D 属于脂溶性维生素,可溶解于脂肪或脂肪溶剂,不溶于水。维生素 D 在中性及碱性溶液中能耐高温和抗氧化,但在酸性条件下会逐渐分解,一般来说食物烹调加热过程不会破坏维生素 D,致使维生素 D 丢失。

③ 维生素 D 又称为阳光维生素,因为维生素 D 的生成与阳光照射密切相关,维生素 D 原吸收 $270\sim300$ nm 波长的光量子后可启动复杂的光化学反应从而合成维生素 D。人体皮肤组织含 7-脱氢胆固醇,经阳光或紫外线照射启动光化学反应生成维生素 D_3。

维生素 D 在体内如何代谢

维生素 D 本身并无生理功能,而是经由体内一系列吸收、转运、转化生成活性维生素 D。食物中的维生素 D_2 (麦角骨化醇)在胆汁的作用下经小肠乳化后被吸收入血,皮肤合成的维生素 D_3 (胆骨化醇)直接吸收入血,维生素 D_2 和维生素 D_3 在人体内都没有生物活性,维生素 D 在体内必须经过两次羟化后才能发挥生物效应。

➤ 首先经肝脏发生第一次羟化,生成 25-羟维生素 D

血循环中的维生素 D 与血浆 α-球蛋白结合转运至肝脏,被肝细胞内质网和线粒体的 25-羟化酶作用形成 25-(OH)D 再进入血循环。

➤ 其次经肾脏发生第二次羟化，生成 1,25-二羟维生素 D

血液循环中的 25-(OH)D 与血浆 α-球蛋白结合被转运到肾脏，在肾脏近端肾小管上皮细胞线粒体中的 1α 羟化酶等的作用下再次羟化转化为具有很强生物活性的 1,25-二羟维生素 D，即 $1,25(OH)_2D$。

正常情况下血循环中约 85％的 $1,25(OH)_2D$ 与血浆 α-球蛋白结合，15％与白蛋白结合，仅 0.4％以游离形式存在，游离的活性维生素 D 对靶细胞发挥生物效应并受到甲状旁腺激素、钙、磷严密调节，从而维持机体平衡，$1,25(OH)_2D$ 在 24-羟化酶作用下变为维生素 D_3-23 羧酸，从肾脏排出。

维生素 D 的活性形式有 25-羟基维生素 D、1,25-二羟维生素 D 等，其中以 1,25-二羟维生素 D 为主要形式，肝脏释放入血的 25-(OH)D 浓度较稳定，血清 25-(OH)D 的半衰期为 25 日，1,25-二羟维生素 D 生物活动最强，但 $1,25(OH)_2D$ 的半衰期只有 4 小时，浓度较 25-(OH)D 低，因此血清 25-(OH)D 是反应维生素 D 在体内状况的最好指标。

维生素 D 在体内如何调节

① 自身反馈作用　正常情况下，维生素 D 的合成与分泌是根据机体需要受血中的 25-羟基维生素 D 浓度自行调节，即生成的 1,25-二羟维生素 D 达到一定水平时，可抑制 25-羟基维

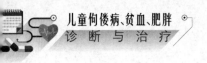
生素 D 在肝内的羟化,抑制 1,25-二羟维生素 D 在肾脏的羟化过程。

② 血钙、磷浓度与甲状旁腺、降钙素调节 肾脏生成 1,25-二羟维生素 D 间接受血钙浓度调节,当血钙降低时,甲状旁腺激素(PTH)分泌增加,PTH 刺激肾脏 1,25-二羟维生素 D 合成增多,PTH 和 $1,25(OH)_2D$ 共同作用于骨组织使得破骨细胞的活性增加,降低成骨细胞的活性,骨重吸收增加,骨钙释放入血,使血钙升高,从而维持正常生理功能。血钙过高时,降钙素(CT)分泌,抑制肾小管羟化生成 1,25-二羟维生素 D,血磷降低可直接促进 $1,25(OH)_2D$ 的增加,高血磷则抑制其合成。

维生素 D 有哪些生理功能

1. 维生素 D 是生命必需的营养素和钙磷代谢重要的生物调节因子

1,25-二羟维生素 D 是维生素 D 的主要活性形式,在正常情况下,血液循环中的 1,25-二羟维生素 D 与血浆 α-球蛋白结合对靶细胞发挥生物效应,$1,25(OH)_2D$ 是体内维持钙、磷代谢平衡的主要激素之一,主要通过作用于靶器官肠、肾脏、骨骼来发挥生理功能。

① 促进小肠钙转运 $1,25(OH)_2D$ 可促进小肠黏膜细胞合成一种特殊的钙结合蛋白(CaBP),增加肠道钙吸收,同时也会促进磷吸收。

② 增加肾钙磷重吸收　1,25$(OH)_2$D可增加肾小管对钙、磷重吸收,特别是磷的重吸收,提高血磷浓度,有利于骨的矿化作用。

③ 参与骨代谢　1,25$(OH)_2$D可促进成骨细胞的增殖和破骨细胞的分化,直接作用于骨的矿物质代谢。一方面与甲状旁腺协同使破骨细胞成熟,促进骨重吸收,旧骨中钙盐释放入血,另一方面刺激成骨细胞促进骨样组织成熟和钙盐沉积。

2. 维生素D不仅是一个重要的营养成分,更是一组脂溶性类固醇

1,25-二羟维生素D参与全身多种细胞的增殖、分化和凋亡,影响神经肌肉功能和免疫功能的调控过程。

维生素D的来源有哪些

人体维生素D主要由自身合成,部分来源于动物性食物。

① 皮肤光照合成

人体皮肤组织含有7-脱氢胆固醇,在阳光或紫外线的光化学反应作用下产生维生素D_3,即胆骨化醇,为内源性维生素D_3,人的皮肤有表皮层和真皮层,维生素D产生于表皮层的棘层和基底层。

皮肤产生维生素D_3的量与日光照射时间、波长、暴露皮肤的面积相关。紫外线B波段(UVB)合成维生素的最佳波长为295～297 nm,日光的中波紫外线大部分被臭氧层吸收,只有不

足 2‰能到达地球表面,UVB 有中等穿透力,波长较短的部分可被透明玻璃吸收,能够通过玻璃窗的 UVB 极少,季节、日光暴露时间、紫外线强度、衣服遮盖情况、皮肤状态、防晒用品的使用等情况都可影响紫外线的量以及内源性维生素 D_3 的合成。对于夏季户外活动比较频繁、皮肤暴露面积大和较少使用防晒用品的人群,由皮肤组织在阳光或紫外线的光化学反应作用下可产生供机体所需的内源性维生素 D_3,即使其膳食维生素 D 的摄入量未达到推荐摄入量,机体的维生素 D 的营养状况仍可能维持正常。

② 维生素 D 的食物来源

天然食物中的维生素 D 含量都比较低,谷薯类、蔬菜类、水果类几乎不含维生素 D,肉类含量也很少,其中脂肪含量高的海鱼、动物肝脏中相对较多,强化维生素 D 食品中的含量差异较大,具体见下表。

表 1　常见食物中维生素 D 的含量[a](IU/ 100 g 可食部)

食物	含量	食物	含量
鱼干 (红鳟鱼、大马哈鱼)	623	黄油	56
奶酪	296	香肠	48
蛋黄(生鲜)	217	猪肉(熟)	44
全蛋(煮、煎)	88	奶油(液态)	28
全蛋(生鲜)	80	牛肉干	20

a. 数据来源于美国农业部(USDA),2012

此外,胎儿可通过胎盘从母体获得维生素 D。研究表明,母体血清 25-(OH)D 的浓度明显高于脐血,两者呈正相关,母亲血中的 25-羟基维生素 D 可经胎盘转至胎儿体内贮存,以满足其生后一段时间的生长需要,胎儿的胎龄越接近足月,胎儿体内贮存的 25-羟基维生素 D 越多,因此新生儿生后早期体内维生素 D 的水平与母体维生素 D 的营养状况和出生胎龄相关。

钙在人体中的比重是多少

钙是人体内含量最丰富的矿物元素,钙占人体重的 1.9%,按照元素在人体内的构成比,钙的排位仅次于氧、碳、氢、氮,位列第五。

钙在体内如何被吸收

膳食中的钙大多以不可溶的复合物形式存在,通过胃酸及各种酶的作用,钙从复合物中游离出来,只有溶解状态的钙才能被吸收。食物中的钙在近端小肠以主动和被动形式吸收。

① 当膳食钙摄入不足时,钙摄入水平较低,肠腔内钙浓度低于肠黏膜细胞外液时,由黏膜细胞通过跨细胞转运主动吸收钙,但主动吸收不能完全补偿钙摄入不足。钙的主动吸收需要钙结合蛋白跨膜逆浓度梯度转运,需要耗能,钙的主动吸收过程需要依赖于钙结合蛋白的参与以及 1,25-二羟维生素 D 和肠道维生

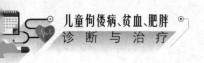

素 D 受体的作用,具有饱和性,受钙摄入量和身体需求量的调节,如缺乏维生素 D 食物中的钙只有 10%～15% 被吸收,钙的主动吸收主要在十二指肠和空肠上部完成。

② 当钙的摄入量较高时,大部分钙吸收为被动吸收,钙可被动地以离子扩散方式吸收,在肠腔内钙浓度高于黏膜细胞外组织液时,钙沿浓度梯度由高向低经黏膜细胞间隙被动扩散进入血液,肠道黏膜的渗透性决定了被动吸收率,被动吸收主要取决于钙的浓度梯度,具有不饱和性,钙的被动吸收大多在空肠和回肠完成。

影响钙吸收的因素有哪些

影响钙吸收的因素主要包括机体和膳食两方面的因素。

① 机体因素

机体因素包括生理需要量、机体维生素 D、钙和磷的营养状况、胃酸分泌、胃肠黏膜接触面积和体力活动等。

生理需要量主要受骨骼生长速度和妊娠及哺乳期钙的额外支出影响,在生命周期里,骨骼生长越快钙吸收率也越高,婴儿期钙的吸收率约 60%,儿童期约 40%,成人期 20%～40%,老年人则进一步降低,而孕中晚期钙的吸收率可增高至 50%～60%,女性停经后,雌激素水平降低也可导致钙吸收率下降。此外机体维生素 D 不足会降低 1,25-二羟维生素 D 水平,从而降低主动吸收率。血磷升高反馈抑制 1,25-二羟维生素 D 的生成,进而降低钙吸收率。胃酸不足会降低不溶性钙盐的溶解度而减少吸收,体力活动增加会提高钙吸收率,并促进钙储存。

② 膳食因素

钙摄入量是膳食中影响钙吸收总量和吸收率最重要的因素,钙吸收率与单次钙摄入量的对数呈负相关,当单日或单次钙摄入总量过低时,主动吸收被激活,从而增加钙的吸收率,当钙摄入量增加时,钙吸收率降低,但钙吸收的总量是增加的,因此等量的钙,以少量多次的方式摄入可增加钙吸收率和吸收总量。

膳食中的草酸等可与钙形成沉淀从而影响钙的吸收,膳食纤维、饱和脂肪酸可与钙结合形成不溶性复合物,从而降低钙的吸收。而乳糖、适量的蛋白质和一些氨基酸可与钙结合生成可溶性络合物而有利于钙的吸收。

钙在人体内如何分布 ⊃━━

足月新生儿体内含钙约 $24\sim30$ g,成年时约 1 200 g,人体内约 99% 以上的钙储存于骨骼和牙齿中,不到 1% 的钙存在于软组织(7 g,约 0.6%)、血浆(0.35 g,0.03%)和细胞外液(0.7 g,0.06%)中。

钙在骨骼中以羟磷灰石结晶的形式存在,少数钙是磷酸钙,骨骼中的钙占骨矿物质总量的 40%,其中约 0.4% 是可交换钙,在软组织和体液中的钙以游离和结合的形式存在,为混溶钙池。血液中,46% 的钙与蛋白质结合,47.5% 为游离钙,6.5% 与有机酸或无机酸结合成复合钙,人体骨骼处在不停地更新中,钙在血

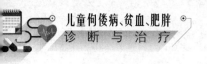

液和骨骼之间处于不断交换状态。

钙在人体内如何排泄

人体摄入的钙主要通过肠道、肾脏排泄,少量通过皮肤经汗液排出,肠道排出的钙包括膳食中未被吸收的钙和内源性钙。其中内源性钙通常是指黏膜、细胞、唾液、胰腺和胆汁排出的体内的钙,这一部分为已吸收进入血液循环的钙经消化液或脱落细胞被排入消化道,部分随食物钙一起重吸收进入血液循环,未吸收部分则随粪便排出体外,这部分钙通常被称为内源性粪钙,内源性粪钙每日排出量约 100～150 mg。

肾脏是已吸收钙排出的主要途径,每天经肾小球滤过钙的总量可达 10 g,接近 99% 的钙在肾小管重吸收,尿钙排出是调节血钙最迅速的途径,当血钙低于 1.88 mmol/L 时,几乎无尿钙排出,总体上膳食钙增加,尿钙排出增加,排出量与吸收钙量呈平衡关系。

皮肤对钙的排泄主要受出汗量和血钙浓度的影响,成人每日通过皮肤排出的钙约 50 mg。

钙在人体内如何调节

机体钙的动态平衡由甲状旁腺激素(PTH)、降钙素(CT)和

1,25-二羟维生素 D 三者相互作用,通过调节吸收、排泄、骨钙动员和储存等过程,将循环系统的钙离子浓度维持在稳定的生理水平。

甲状旁腺激素(PTH)通过增加肾小管的重吸收、促进骨钙溶出,和刺激肾脏将 25-羟维生素 D 转化为活性的 1,25-二羟维生素 D 来提高血钙,其肾脏作用最快,但对骨骼的效应最大。

降钙素(CT)通过抑制破骨细胞的生成、增加成骨细胞,从而抑制骨吸收而促进骨盐沉积,使血钙下降。

1,25-二羟维生素 D 主要促进肠道钙的主动吸收,还可提高骨吸收和肾小管对钙的重吸收。

钙有哪些生理功能

① 钙是构成骨骼和牙齿的主要成分

体内 99％以上的钙存在于骨骼和牙齿中,钙的更新速率随年龄增长而缓慢,婴儿期每年更新速率为 100％,幼儿期为50％～100％,儿童期每年约 10％,成人约 5％,人体骨质的积累主要在 20 岁之前完成,在 35 岁左右达到峰值,达到骨峰值后与45 岁之前,骨质处于相对稳定期,其后逐渐下降,女性在停经后的前 5 年内骨质流失加速,由于女性的骨峰值低于男性,且骨质流失速度大于男性,故女性更容易发生骨质疏松性骨折。

② 钙参与维持机体多种生理功能

第一,离子钙与钾离子、钠离子、镁离子的平衡共同调节神

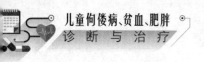

经肌肉的兴奋性,包括心肌、骨骼肌的收缩,平滑肌和非肌肉细胞的活动和神经兴奋性的维持。当血钙浓度过高,可损害肌肉收缩功能,抑制正常呼吸和心率;当血钙浓度过低,神经肌肉的兴奋性增强,可引起肌肉抽搐。

第二,钙离子参与调节生物膜的完整性和通透性,对细胞功能的维持、酶的激活等发挥重要作用。

第三,细胞内钙离子参与调节多种激素和神经递质的释放,作为细胞内的第二信使,参与介导激素的调节作用。

第四,作为辅助因子,参与血液凝固的多个过程。

第五,离子钙也与血压、铁的跨膜转运等生理功能相关。

钙的来源有哪些

人体钙主要来源于食物,牛奶及其制品是膳食钙的最好来源,鲜乳钙含量约 1 000～1 200 mg/L;大豆及其制品也是钙的很好来源,每 100g 豆腐钙含量约 110～140 mg;乳汁平均钙含量约 225 mg/L,前期 242 mg/L,晚期 210 mg/L;每 100 g 深绿色叶菜和菜花含钙量约 50～130 mg,豆角等新鲜豆类含钙约 30 mg/100 g,其他蔬菜含钙量较低;水果类除柑橘类含相对较多的钙(每 100 g 约含 20～30 mg 钙),其他水果含钙量低;动物性食物中,贝壳类含量最高,鱼类含钙量也较高,一般介于 50～150 mg/100 g,畜肉和禽类含钙量低,一般少于 15 mg/100 g;饮水钙含量和水的硬度有关,硬度高的可达 140 mg/L。

常见食物钙含量见表2。

表2　常见食物中钙的含量[a]（mg／100 g可食部）

食物	含量	食物	含量
虾皮	991	西兰花	67
全脂奶粉	676	鸡蛋	56
河虾	325	人奶	30
海蟹	208	豆角	29
黄豆	191	橙子	20
豆腐	164	豆浆	10
扇贝	142	米饭	7
牛奶(鲜)	104	瘦肉	6
鲫鱼	79	苹果	4

a. 杨月欣等,2009

　　那么儿童生长发育阶段所需的钙主要从哪里来？答案一定是从食物中来,0～6月龄母乳喂养的婴儿,钙从母乳中获取,若无法母乳喂养或母乳量不足时选择配方奶喂养的婴儿,钙则从配方乳来,无论是人乳还是配方乳,只要奶量充足,每天每公斤体重约110～150 mL,从乳制品中获取的钙可以满足其生长发育需要,故不需要额外补充钙制剂。添加辅食后的婴儿至周岁前,如果每天能保证700～800 mL奶量,也能获得足够的钙;满1岁后的幼儿,奶量维持在每天400～600 mL同时合理膳食,搭配富钙食物,也不需要额外补充钙;学龄前儿童和青少年如果奶量摄入不足400 mL/d,同时又有挑食、偏食等不良饮食行为,则存在钙摄入不足的风险。表3是不同年龄组儿童膳食钙每日推荐摄

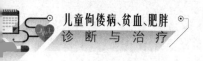
入量。

表3　儿童膳食钙参考摄入量ª(mg/d)

年龄	RNI	年龄	RNI
0～6 月	200	7～10 岁	1 000
7～12 月	250	11～13 岁	1 200
1～3 岁	600	14～17 岁	1 000
4～6 岁	800	18 岁～	800

a. 摘自中国居民膳食营养素参考摄入量(2013 版),RNI 为推荐摄入量

什么是磷

人体内除了氧、碳、氢、氮元素外,磷仅次于钙排列第六位,是人体必需的常量元素。

磷在体内如何被吸收

食物中的磷为有机态和无机态的混合物,经小肠磷酸酶的水解后,大部分以无机磷酸盐的形式由小肠上皮细胞吸收,以空肠吸收最快。肠腔中磷浓度较低时以主动吸收为主,并需要Na^+存在;当磷浓度偏高时以扩散吸收为主。

影响磷吸收的因素有哪些

维生素 D、适宜的钙磷比值(2∶1)、酸性环境可促进磷的吸收,和钙一样,磷的吸收也受甲状旁腺激素(PTH)和1,25-二羟维生素 D 的调节。

磷在人体内如何分布

人体内 85％以上的磷存在于骨骼和牙齿中,14％与糖、脂肪、蛋白质及其他有机物结合,分布在骨骼肌、皮肤、神经组织等软组织中,1％分布在生物膜和体液中。

磷在人体内如何排泄

磷主要通过肾脏排泄,一般情况下,血清中的无机磷酸盐通过肾小球滤过,80％～90％的磷在肾近曲小管被重吸收,通过肾脏排出体外的磷约占总排出量的 70％,经粪便排出的磷约占 30％。

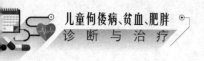

磷在体内如何调节

　　磷的代谢过程与钙相似,机体磷的稳态受甲状旁腺-肾脏-骨骼轴的调节,体内磷的动态平衡取决于磷的摄入、吸收和排泄之间的相对平衡。血清中钙、磷浓度之间存在一定的关系,如果钙磷乘积过高,磷酸钙晶体沉积在软组织中的危险性增加,钙磷乘积过低,则可能会促进骨吸收,导致佝偻病和软骨病的发生。

　　此外,成纤维细胞生长因子 23 磷酸盐平衡的关键长期调节因子是 FGF23,它由 251 个氨基酸残基组成,主要由骨细胞、成骨细胞和成牙本质细胞产生和分泌。

磷有哪些生理功能

　　① 构成骨骼和牙齿;

　　② 参与能量代谢;

　　③ 参与糖脂代谢;

　　④ 维持生物膜的正常结构;

　　⑤ 构成遗传物质的重要成分;

　　⑥ 调节体内酸碱平衡。

　　由于许多食物含磷丰富,一般不会引起磷缺乏,但因母乳含磷量较低,如果以母乳喂养为主的早产儿不及时补充磷,可发生磷缺乏,出现佝偻病样骨骼改变。长期过量补钙的儿童也容易发生低磷血症。

磷的来源有哪些

磷在食物中的分布很广,无论是动物性食物还是植物性食物都富含磷,磷一般与蛋白质并存,瘦肉、蛋、乳、动物肝脏等磷含量丰富,海产品、紫菜、坚果、干豆类也含有磷,下表是常见食物的含磷量。

表4 常见食物中的含磷量[a](mg/100 g可食部)

食物	含量	食物	含量
虾皮	582	猪肉(瘦)	189
葵花子(炒)	564	牛肉(瘦)	172
黄豆	465	鸡蛋	130
核桃	294	豆腐	119
黑木耳	292	牛奶	73
玉米(黄)	218	土豆	40

a. 杨月欣等,2009

参考文献:

[1] 黎海芪.实用儿童保健学[M].北京:人民卫生出版社,2016.

[2] 中国营养学会.中国居民膳食营养素参考摄入量(2013 版)[M].北京:科学出版社,2014.

［3］中国营养学会.中国居民膳食指南[M].北京:人民卫生出版社,2016.

［4］王卫平,孙锟,常立文.儿科学[M].北京:人民卫生出版社,2018.

［5］向伟,黎海芪.维生素 D 缺乏性佝偻病防治建议[J].中华儿科杂志,2008
(03):190—191.

［6］徐钰艳,朱柳燕,邵洁.儿童低磷性佝偻病的诊治新进展[J].中国儿童保健
杂志,2021, 29(11):1213—1217+1227.

［7］ Lambert AS, Linglart A. Hypocalcaemic and hypophosphatemic rickets.
Best Pract Res Clin Endocrinol Metab. 2018; 32(4):455—476.

［8］Creo AL,Thacher TD, Pettifor JM, Strand MA, Fischer PR. Nutritional
rickets around the world: an update. Paediatr Int Child Health. 2017; 37
(2):84—98.

［9］ Shaw NJ. Prevention and treatment of nutritional rickets. J. Steroid
Biochem Mol Biol. 2016; 164:145—147.

［10］Munns CF, Shaw N, Kiely M, et al. Global Consensus Recommendations
on Prevention and Management of Nutritional Rickets. Horm Res Paediatr.
2016; 85(2):83—106.

佝偻病的发病机制

佝偻病是如何发生的

佝偻病可以看成是人体为维持血钙水平稳定而对骨骼造成了损害。人体维生素 D 不足和(或)钙摄入量过低导致机体钙磷代谢紊乱,儿童也不例外,围生期维生素 D 缺乏致使儿童贮存不足、有效日光暴露少致使皮肤合成内源性维生素 D 不足、食物中未及时补充维生素 D、平素乳类食物摄入不足、肠道钙吸收不良、维生素 D 或钙的需求量高但未及时补充、胃肠道疾病或肝胆疾病等都会造成儿童体内维生素 D 缺乏和(或)钙水平偏低,进而激发机体一系列调节机制。

首先,儿童体内长期维生素 D 缺乏会造成肠道吸收钙、磷减少,机体低钙血症会导致甲状旁腺功能代偿性亢进,甲状旁腺激素(PTH)分泌会增加。

其次,甲状旁腺激素(PTH)分泌增加一方面会动员骨钙释放入血,破骨细胞作用加强、骨重吸收增加;另一方面甲状旁腺激素(PTH)分泌增加会抑制肾小管对磷的重吸收,导致机体钙磷代谢失调,造成低磷血症。

血磷降低使得细胞外液钙、磷的浓度不足导致骨矿化受阻,破坏软骨细胞的正常增殖、分化和凋亡,钙化管排列紊乱,长骨骺线失去正常形态,钙化带消失;骨基质也不能正常矿化,成骨细胞代偿增生,骨样组织堆积在干骺端,使得干骺端增厚,向两侧膨出,形成"串珠""手足镯",骨膜下骨矿化不全,导致成骨异常,骨皮质被骨样组织替代,骨膜增厚,当颅骨出现骨化障碍会造成颅骨软化,当颅骨出现骨样组织堆积会出现"方颅"。

值得注意的是,当儿童持续维生素 D 缺乏,甲状旁腺功能反应过度会出现疲惫,使得甲状旁腺激素(PTH)的分泌不足以维持身体血钙水平时,儿童会出现手足搐搦,这是低钙导致的。

此外,除了营养性维生素 D 缺乏性佝偻病,我们简要谈谈低磷性佝偻病,这种疾病是以低磷血症及肾脏磷酸盐丢失为特征,但基因型、遗传模式及病因各不相同的一组罕见病,X 连锁低磷血症(XLH)是遗传性低磷佝偻病中最常见的一种类型,它在儿童中的患病率约为 $1.7/10^5$,这是由于 PHEX 基因功能缺失性突变引起的 X-连锁显性遗传病,PHEX 基因编码一种细胞表面结合蛋白裂解酶该酶主要表达于成骨细胞、骨细胞和牙齿(成牙本质细胞和牙骨质细胞),PHEX 基因功能丧失可能会导致成纤维细胞生长因子 23(FGF23)分泌增加,而成纤维细胞生长因子 23 是调节磷酸盐平衡的关键因子,通过降低肾小管和肠道对磷的重吸收,使得血磷下降,进而出现一系列佝偻病症状。

参考文献:

[1]黎海芪.实用儿童保健学[M].北京:人民卫生出版社,2016.

[2]王卫平,孙锟,常立文.儿科学[M].北京:人民卫生出版社,2018.

[3]徐钰艳,朱柳燕,邵洁.儿童低磷性佝偻病的诊治新进展[J].中国儿童保健杂志,2021, 29(11):1213—1217+1227.

佝偻病的临床表现

儿童佝偻病的症状有哪些

儿童的生长发育具有阶段性,不同年龄儿童的骨骼生长速度快慢也不一样,所以营养性维生素 D 缺乏性佝偻病的临床表现和儿童的年龄有关。

佝偻病的骨骼改变在维生素 D 缺乏后数月出现,如果母亲围产期维生素 D 缺乏致使婴儿维生素 D 贮存不足,则其佝偻病症状出现会更早。临床上医生会结合儿童年龄、详尽的病史采集、体格检查以及实验室检查等将佝偻病分为 4 期,分别是初期(也称早期)、活动期(也称激期)、恢复期和后遗症期。

1. 佝偻病初期(早期)　多见于 6 月龄内的婴儿,特别是 3 个月内小婴儿,此期多无特异性的临床症状和体征,多为神经兴奋性增高的表现,比如孩子比较容易激惹、烦闹哭吵、出汗多刺激局部头皮而摇头,这些并非佝偻病的特异症状,仅仅作为早期诊断的参考。这时血生化会显示血清 25-羟基维生素 D 下降,血钙、血磷下降,甲状旁腺激素(PTH)升高,碱性磷酸酶正常或者稍微偏高,在佝偻病的初期(早期)常无骨骼改变,骨骼的 X 线片可正常或者钙化带稍模糊。

2. 佝偻病活动期(也称激期)　如果婴儿早期维生素 D 缺乏

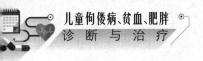

未经治疗或者治疗不规律,儿童的临床症状会加重,出现甲状旁腺激素(PTH)功能亢进和钙磷代谢紊乱,从而出现典型的骨骼改变,且骨骼改变的部位与儿童不同年龄骨骼生长速度较快的部位一致;此外除骨骼改变外,儿童也会出现生长落后、精神差、肌肉无力等一般症状。

不同年龄儿童佝偻病活动期的骨骼改变可以概括如下:

① 6 月龄以内婴儿以颅骨改变为主,前囟边缘较软,颅骨薄,用手固定婴儿的头部,然后用手指尖稍微用力压迫儿童的顶骨后和枕骨,可有按压乒乓球样的感觉,称之为颅骨软化,值得注意的是正常婴儿的骨缝周围也会有按压乒乓头样的感觉,注意与之加以鉴别。当此阶段的婴儿持续维生素 D 缺乏,甲状旁腺功能反应过度会使甲状旁腺激素(PTH)不足以维持血钙平衡,儿童会因低钙出现手足搐搦。

② 6 月龄以上婴儿,颅骨软化会逐渐消失,但额骨和顶骨中心逐渐增厚,至 7～8 个月时,头型变成方盒样头型即方头,头围也相对较大,在体检时自上向下观察,可看到孩子前额突出,呈现方颅。

③ 12 月龄以上佝偻病儿童的骨骺端也会因骨样组织堆积而膨大,在肋骨与肋软骨交界的地方可摸到圆形的隆起,从上至下像串珠一样,在第 7 至 10 肋骨最明显,一般被形象地称之为佝偻病串珠;有些儿童手腕和足踝处的骨样组织堆积在干骺端,使得干骺端增厚,向两侧膨出,形成钝圆形环状隆起,被形象地称之为手、足镯。严重佝偻病儿童在膈肌附着处的肋骨会受到膈肌的牵拉而内陷,在胸廓下缘会形成一个水平凹陷,被称为肋膈

沟。此外还有大家熟知的"鸡胸",多见于1岁左右的儿童,表现为胸骨及胸骨周围的软骨向前突出,形似鸡胸样,称之为鸡胸。

④ 当婴儿会站立和行走后,由于双下肢开始负重,孩子体内由于钙磷代谢紊乱导致骨质软化和肌肉关节松弛,下肢负重时形成下肢弯曲,可出现股骨、胫骨、腓骨弯曲,形成膝内翻或膝外翻,也就是俗称的"O"型腿"X"型腿。

值得注意的是膝内翻或膝外翻的成因有生理性和病理性两类,简单来说,并不是所有"O"型腿或"X"型腿都是疾病所致,1~2岁的幼儿可出现生理性的膝内翻,大多是因为胎儿在子宫内的姿势受限使得股骨和胫骨弯曲,2岁后的儿童可出现生理性的膝外翻,以2~4岁最明显,有时会持续到7岁。

一般来说,我们可以通过测量孩子站立时的踝距和膝距简单评估膝内翻或膝外翻的程度,正常情况下站立位,孩子的踝距和膝距均小于3 cm,当站立时膝关节并拢,踝距大于3 cm,则存在膝外翻,即X型腿;当站立时足踝并拢,膝距大于3 cm,则存在膝内翻,即O型腿。

佝偻病活动期也会伴有血生化指标和骨骼X线的改变,此期血清钙稍低,其他指标改变更加显著,表现为血磷进一步下降,甲状旁腺激素(PTH)进一步升高,碱性磷酸酶升高,骨骼的X线片可显示长骨干骺端临时钙化带模糊或消失,呈毛刷样或杯口状改变;骨骺软骨盘增宽,骨质疏松,骨皮质变薄,有时会有骨干弯曲畸形或青枝骨折,青枝骨折可无临床症状。

3. 佝偻病恢复期　佝偻病早期或活动期(也称激期)经规律治疗及日光照射后,佝偻病的症状和体征逐渐减轻或消失,此时

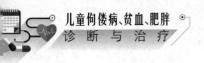
血钙、血磷逐渐恢复正常,碱性磷酸酶约需1～2个月降至正常,治疗2～3周骨骼X线会出现不规则的钙化线,之后钙化带致密增厚,骨骺软骨盘恢复正常。

4. 佝偻病后遗症期:多见于2岁以后的儿童。因婴幼儿阶段严重佝偻病,残留不同程度的骨骼畸形,此时血生化指标大多恢复正常,骨骼X线提示干骺端病变消失,有些重度佝偻病儿童会存在一定程度的骨骼畸形。

此外,除了营养性维生素D缺乏性佝偻病的临床表现外,我们简要谈谈低磷性佝偻病一般会出现哪些症状。

低磷性佝偻病是以低磷血症及肾脏磷酸盐丢失为特征,但基因型、遗传模式及病因各不相同的一组罕见病,不管遗传模式如何,所有先天性低磷血症性佝偻病都有相似的佝偻病表型,且往往累及多个系统,这种疾病主要影响儿童的骨骼、牙齿和生长软骨板等部位,导致骨矿化不足。骨骼发育异常症状常常在1～2岁或更早出现,主要表现为肋骨串珠或手、足镯,生长速度减慢、行走延迟、进行性下肢畸形、步态异常,血生化提示低磷血症、活性维生素D生成不足等表现。

参考文献:

[1] 黎海茂.实用儿童保健学[M].北京:人民卫生出版社,2016.

[2] 王卫平,孙锟,常立文.儿科学[M].北京:人民卫生出版社,2018.

[3] 徐钰艳,朱柳燕,邵洁.儿童低磷性佝偻病的诊治新进展[J].中国儿童保健杂志,2021,29(11):1213—1217＋1227.

佝偻病的诊断

如何诊断佝偻病

　　一般来说,佝偻病的正确诊断必需要结合高危因素、病因、临床表现、血生化以及骨骼 X 线检查结果综合分析得出,值得注意的是早期佝偻病缺乏特异性症状,如多汗、烦躁等,仅仅依靠临床表现诊断的准确率较低,但有些家长会因为孩子的某些非特异性症状,如枕秃、肋骨外翻而过度警惕,总之,血清 25-羟基维生素 D 水平是诊断营养性维生素 D 缺乏性佝偻病最可靠的诊断标准,血生化其他相关指标和骨骼 X 线检查为诊断的可靠指标,此外低磷性佝偻病的诊断还要结合家族史及遗传学诊断依据等。

　　营养性维生素 D 缺乏性佝偻病通常是由于儿童维生素 D 不足和(或)钙摄入量过低导致机体钙磷代谢紊乱,导致生长板软骨细胞分化异常、生长板和类骨质矿化障碍,典型表现为生长着的长骨干骺端生长板和骨基质矿化不全,生长板变宽和长骨的远端周长增大,在腕、踝部扩大及软骨关节处呈串珠样隆起、软化的骨干受重力作用及肌肉牵拉出现畸形等。

　　虽然儿童佝偻病中以营养性维生素 D 缺乏性佝偻病最多见,但临床上要注意鉴别其他原因所致的佝偻病,如低磷性佝偻

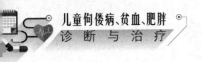

病、原发性磷缺乏或终末器官 1,25-二羟维生素 D 抵抗等。

佝偻病需要与哪些疾病相鉴别

1. 不同病因佝偻病的鉴别

① 低磷性佝偻病　该病是以低磷血症及肾脏磷酸盐丢失为特征但基因型、遗传模式及病因各不相同的一组罕见病,生化提示血钙多正常、血磷明显降低、尿磷增加。

② 维生素 D 依赖性佝偻病　该病多为常染色体隐性遗传,可分为两种类型,一种是肾脏 1-α 羟化酶缺陷,另一种是靶器官 1,25-二羟维生素 D 的受体缺陷,这两种类型均会出现严重的佝偻病体征、电解质紊乱、碱性磷酸酶升高等。

③ 肝性佝偻病　血液循环中的维生素 D 与血浆 α-球蛋白结合转运至肝脏,被肝细胞内质网和线粒体的 25-羟化酶作用形成 25-(OH)D 再进入血循环,肝脏疾病会使得 25-(OH)D 生成障碍,血液循环中的 25-(OH)D 减少,进而经过一系列反应出现佝偻病表现。

④ 肾性佝偻病　血液循环中的维生素 D 经肝脏第一次羟化后生成 25-羟维生素 D 再次释放入血,与血浆 α-球蛋白结合被转运到肾脏,在肾脏近端肾小管上皮细胞线粒体中的 1α 羟化酶等的作用下再次羟化转化为具有很强生物活性的 1,25-二羟维生素 D,由于各种先天或后天原因所致的肾功能不全会导致儿童体内钙磷代谢紊乱,继发甲状旁腺功能亢进,骨质普遍脱钙,骨骼

呈现佝偻病改变。

2. 与佝偻病体征相同的不同疾病之间的鉴别

① 黏多糖病 儿童体内黏多糖代谢异常时常累积多器官，出现骨发育不全，如头大、头颅形态异常、脊柱畸形等，可结合骨骼 X 线改变和生化指标加以鉴别。

② 软骨营养不良 这是一种遗传性软骨发育障碍，可出现特殊体态，即短肢型矮小，表现为孩子四肢较短、头较大、前额突出、腰椎前凸、臀部后凸，可结合骨骼 X 线改变和特殊体态加以鉴别。

参考文献：

[１] 黎海芪.实用儿童保健学[M].北京:人民卫生出版社,2016.

[２] 王卫平,孙锟,常立文.儿科学[M].北京:人民卫生出版社,2018.

[３] 徐钰艳,朱柳燕,邵洁.儿童低磷性佝偻病的诊治新进展[J].中国儿童保健杂志,2021,29(11):1213—1217＋1227.

佝偻病的治疗

──C 如何治疗佝偻病

佝偻病的治疗目的是控制活动期,避免病情恶化,防止骨骼畸形。

儿童佝偻病中以营养性维生素 D 缺乏性佝偻病最多见,结合中华医学会儿科学分会儿童保健学组、全国佝偻病防治科研协作组发表的维生素 D 缺乏性佝偻病防治建议,佝偻病的治疗涉及以下三个要点:

1. 补充维生素 D 维生素 D 的制剂选择、剂量大小、疗程长短、单次或多次、给药途径是口服还是肌注,应根据儿童的具体情况而定,强调个体化给药。一般不主张采用大剂量维生素 D 治疗,原则上以口服维生素 D 为主,口服剂量为每日补充 2 000～4 000 IU 维生素 D, 1 个月后改为每日补充 400～800 IU 维生素 D,但当孩子口服困难或腹泻等影响吸收时,可采用大剂量突击疗法,每次 15 万～30 万 IU 维生素 D 肌注,肌注 1 月后再以每日补充 400～800 IU 维生素 D 维持,值得注意的是用药后应及时随访,复查血清钙、磷、碱性磷酸酶、25-羟基维生素、甲状旁腺激素(PTH)等生化指标,如果经维生素 D 治疗后,儿童的症状、体征、实验室检查未见改善时应考虑其他疾病,同时应避免维生素 D

过量、高钙血症、高钙尿症等。

2. 补充钙剂　乳类是婴幼儿钙营养的优质来源,乳量充足的儿童可不额外补充钙剂。但膳食中钙摄入不足者,可适当补充钙剂。根据中国居民膳食营养素参考摄入量,建议儿童膳食钙推荐摄入量为:0～6 月 200 mg/d, 7～12 月 250 mg/d, 1～3岁 600 mg/d, 4～6 岁 800 mg/d, 7～10 岁 1 000 mg/d, 11～13岁 1 200 mg/d, 14～17 岁 1 000 mg/d, 18 岁 800 mg/d,那么如何根据孩子的饮食估算每日的钙摄入量是否达到推荐摄入量呢?

以奶制品补充为例,一般来说,每 100 毫升鲜乳钙含量约100 毫克,每 100 毫升母乳钙含量约 30 mg,如果添加辅食后的婴儿至周岁前需要的钙完全从母乳中获得,每天母乳量能保证700～800 mL,就能够获得足够的钙;满 1 岁后的幼儿,奶量维持在每天 400～600 mL 同时合理膳食,搭配富钙食物,也不需要额外补充钙。

总的来说,儿童生长发育的任何时期,合理膳食都很重要,人体所需的营养素从饮食中摄入是最重要的,在佝偻病的治疗期间应全面评估孩子的膳食结构是否合理,如果发现通过饮食摄入的钙含量无法达到每日需求量,应及时通过摄入钙剂补足。

3. 增加日光照射促进合成维生素 D　人体维生素 D 主要由皮肤光照自身合成,人体皮肤组织含有 7-脱氢胆固醇,在阳光或紫外线的光化学反应作用下产生维生素 D_3,即胆骨化醇,为内源性维生素 D_3,因此在佝偻病治疗时强调增加有效日光暴露,在日光充足、温度适宜时每天在日光下充分暴露皮肤 1～2 小时,6 个

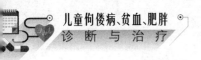

月以内婴儿避免阳光直射。

在佝偻病治疗中除以上3个要点外,建议根据儿童实际情况补充微量营养素,因为营养性维生素D缺乏性佝偻病可能同时伴有其他营养素的不足,及时适量地补充微量营养素可利于骨骼生长。对于已有骨骼畸形的后遗症期儿童应加强体格锻炼,严重的骨骼畸形可考虑采取外科手术矫正畸形。

儿童佝偻病中以营养性维生素D缺乏性佝偻病最多见,但临床上也会碰到其他原因所致的佝偻病,如低磷性佝偻病、原发性磷缺乏或终末器官1,25-二羟维生素D抵抗等,当儿童出现佝偻病表现时一定要结合其出生情况、家族史、喂养史、临床表现和必要的实验室检查、骨骼X线检查等明确佝偻病的病因,然后针对性个体化干预,规范治疗,动态随访,以期控制疾病活动期,防止骨骼畸形,改善预后。

关于低磷性佝偻病的治疗,目前推荐并应用最多的方法是联合使用活性维生素D,即骨化三醇与磷酸盐口服药物治疗。治疗中要定期监测儿童生长速度、骨骼发育情况以及血生化指标(如血钙、血磷、碱性磷酸酶、甲状旁腺激素、尿钙与尿磷的比值、肝肾功能和25-羟维生素D)及影像学表现以评估治疗效果,并结合体重等因素进行调整。每两年进行肾脏超声检查,尽可能维持甲状旁腺激素在正常范围。

参考文献:

[1] 黎海芪.实用儿童保健学[M].北京:人民卫生出版社,2016.

[2] 王卫平,孙锟,常立文.儿科学[M].北京:人民卫生出版社,2018.

［3］仰曙芬,吴光驰.维生素D缺乏及维生素D缺乏性佝偻病防治建议[J].中国儿童保健杂志,2015, 23(07):781—782.

［4］徐钰艳,朱柳燕,邵洁.儿童低磷性佝偻病的诊治新进展[J].中国儿童保健杂志,2021, 29(11):1213—1217+1227.

佝偻病的预防

如何预防佝偻病

儿童佝偻病中以营养性维生素 D 缺乏性佝偻病最多见,而这种疾病是完全可以预防的,维生素 D 缺乏性佝偻病可以看成是儿童体内维生素 D 不足和(或)钙摄入量过低导致机体钙磷代谢紊乱,进而激发机体一系列调节机制,机体为维持血钙水平稳定而对骨骼造成了损害。也就是说只要儿童保证摄入适当量的维生素 D,维持体内钙平衡,营养性维生素 D 缺乏性佝偻病就不会发生。

儿童胎儿期可通过胎盘从母亲体内获得维生素 D,但母亲在怀孕期间,特别是妊娠后期维生素 D 营养不足,以及双胎、多胎或各种原因导致的早产,均可使得婴儿体内贮存的维生素 D 不足,可见维生素 D 缺乏及维生素 D 缺乏性佝偻病的预防应从围生期开始,并要以婴幼儿为重点,一直持续到青春期乃至成年。

1. 胎儿期的预防

① 母亲在怀孕期间应经常进行户外活动,多晒太阳,促进皮肤合成内源性维生素 D_3,因为人体皮肤组织含有 7-脱氢胆固醇,在阳光或紫外线的光化学反应作用下产生维生素 D_3。

② 母亲在怀孕期间饮食要均衡,膳食搭配中要富含维生素D、钙、磷和蛋白质等营养物质。

根据中国营养学会发布的中国备孕及孕期妇女平衡膳食宝塔,推荐母亲在孕早期每日摄入谷薯类食物 250～300 g,蔬菜类 300～500 g,水果类 200～350 g,肉禽蛋鱼类 130～180 g,大豆类 15 g,坚果类 10 g,奶类 300 g,油 25～30 g,加碘食盐不超过 6 g;

母亲在孕中期每日摄入谷薯类食物 275～325 g,蔬菜类 300～500 g,水果类 200～400 g,肉禽蛋鱼类 150～200 g,大豆类 20 g,坚果类 10 g,奶类 300～500 g,油 25～30 g,加碘食盐不超过 6 g;

母亲在孕晚期每日摄入谷薯类食物 300～350 g,蔬菜类 300～500 g,水果类 200～400 g,肉禽蛋鱼类 200～250 g,大豆类 20 g,坚果类 10 g,奶类 300～500 g,油 25～30 g,加碘食盐不超过 6 g;

③ 积极防治母亲在孕期的妊娠并发症,对患有低钙血症或骨软化症的孕妇应积极治疗。

④ 在母亲怀孕后期,即妊娠后 3 个月每日补充维生素 D 800～1 000 IU,这将有利于胎儿贮存充足的维生素 D,以满足孩子生后一段时间生长发育的需要,如有条件,母亲可以监测血 25-羟基维生素 D 的浓度,当发现维生素 D 缺乏时应及时开始维生素 D 治疗,使体内维生素 D 水平保持在正常范围。

2. 高危人群的预防

对于早产、低出生体重、双胎或多胎的新生儿生后每日应补

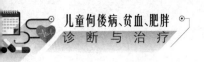
充维生素 D 800～1 000 IU,连用 3 个月后改为每日 400～
800 IU。因为早产儿、低出生体重儿、双胎或多胎儿通过胎盘从
母亲体内获得的维生素 D 不足以维持生后生长发育所需,故应
强化补充。在维生素 D 补充过程中应注意定期监测血钙、血磷、
25-羟基维生素 D、碱性磷酸酶水平。

3. 儿童期的预防

① 维生素 D 的补充　婴儿出生后应该尽早开始补充维生素
D,每日补充剂量为 400 IU,不同地区、不同季节可适当调整剂
量。若婴儿母乳或配方奶喂养量充足,一般可不加服钙剂,但对
有低钙抽搐史或乳及乳制品摄入不足和营养欠佳时可适当补充
微量营养素和钙剂。

② 钙的补充　儿童生长发育阶段所需的钙主要从哪里来?
答案一定是从食物中来,6 个月以内的婴儿无论是母乳还是配方
奶喂养,只要奶量充足,从乳制品中获取的钙可以满足其生长发
育需要,量也足够,故不需要额外补充钙剂。

③ 户外活动　多晒太阳是预防维生素 D 缺乏和维生素 D
缺乏性佝偻病的最简便有效的措施,对于夏季户外活动比较频
繁、皮肤暴露面积大和较少使用防晒用品的人群,由皮肤组织在
阳光或紫外线的光化学反应作用下可产生供机体所需的内源性
维生素 D_3,即使其膳食维生素 D 的摄入量未达到推荐摄入量,机
体的维生素 D 的营养状况仍可能维持正常。但值得注意的是婴
儿皮肤娇嫩,过度日常照射可能会对皮肤造成损伤,且阳光中的
高能蓝光对婴儿的视觉不利,应避免阳光直射,特别是 6 月龄以
内的婴儿,日常户外晒太阳也应循序渐进,户外活动要考虑到不

同季节、不同气候、不同地区特点进行,逐渐增加接受阳光的皮肤面积,如面部、手臂、腿、臀部等,面部照射时避免阳光直接晒到眼睛,并注意逐渐延长晒太阳的时间,每日平均户外活动应保持在 1～2 小时。

参考文献:

[1] 黎海芪.实用儿童保健学[M].北京:人民卫生出版社,2016.

[2] 王卫平,孙锟,常立文.儿科学[M].北京:人民卫生出版社,2018.

[3] 仰曙芬,吴光驰.维生素 D 缺乏及维生素 D 缺乏性佝偻病防治建议[J].中国儿童保健杂志,2015, 23(07):781—782.

佝偻病的日常保健

佝偻病的日常保健侧重点在于预防,预防营养性维生素 D 缺乏性佝偻病的三大法宝,分别是维生素 D、钙和日光照射,具体来说是合理补充维生素 D、保证每日钙摄入量充足、日光照射充分且有效,与此同时不要轻信谣言,要在医生的指导下科学预防、及时治疗、定期监测,共同守护儿童健康成长。

补钙就是补充维生素 D 吗

钙和维生素 D 本身显然不是一类,钙是人体内含量最丰富的矿物元素,钙占人体重的 1.9%,按照元素在人体内的构成比,钙的排位仅次于氧、碳、氢、氮,位列第五位。维生素 D 是一组具有生物活性的脂溶性类固醇衍生物,它是具有 A、B、C、D 环的相同结构、侧链不同的一组复合物的总称,目前已知的维生素 D 至少有 10 种,最重要的是维生素 D_2(麦角骨化醇)和维生素 D_3(胆骨化醇)。简单来说,钙是常量元素,维生素 D 是脂溶性维生素,它们归属不同种类,补钙并不是补充维生素 D,但钙和维生素 D 存在某种程度不可分割的联系,膳食中的钙大多以不可溶的复合物形式存在,通过胃酸及各种酶的作用,钙从复合物中游离出来,只有溶解状态的钙才能被吸收。食物中的钙在近端小肠以主动和被动形式吸收,当膳食钙摄入不足时,钙摄入水平较低,体内缺钙时肠黏膜细胞通过跨细胞转运主动吸收钙,钙的主动吸收过程需要依赖于钙结合蛋白的参与以及 1,25-二羟维生素 D 和肠道维生素 D 受体的作用,如果缺乏维生素 D,钙的吸收会受到影响,但若体内维生素 D 充足,则不影响钙的吸收。

因此补钙同时要结合机体维生素 D 的水平,如果维生素 D 充足,体内缺钙时需增加钙摄入量,若体内维生素 D 不足,在补充钙摄入量的同时,一定要结合维生素 D 的补充。

婴儿出生后一直补充维生素 D 是否会中毒

合理、规律、适量补充维生素 D 是不会中毒的,那么怎样才算是合理,如何才算规律,多少才是适量? 首先从预防补充维生素 D 来说,对于早产、低出生体重、双胎或多胎的新生儿生后每日应补充维生素 D 800~1 000 IU,连用 3 个月后改为每日 400~800 IU,对于无高危因素的婴儿出生后应该尽早开始补充维生素 D,每日补充剂量为 400 IU,不同地区、不同季节可适当调整剂量,且在维生素 D 补充过程中应注意定期监测血钙、血磷、25-羟基维生素 D、碱性磷酸酶水平。而在治疗营养性维生素 D 缺乏性佝偻病时,维生素 D 的补充应根据儿童的具体情况而定,强调个体化给药,原则上以口服维生素 D 为主,口服剂量为每日补充 2 000~4 000 IU 维生素 D,1 个月后改为每日补充 400 ~800 IU 维生素 D,但当孩子口服困难或腹泻等影响吸收时,可采用大剂

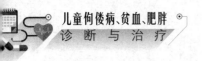

量突击疗法,每次 15～30 万 IU 维生素 D 肌注,肌注 1 月后再以
每日补充 400～800 IU 维生素 D 维持,值得注意的是用药后应
及时随访,复查血清钙、磷、碱性磷酸酶、25-羟基维生素、甲状旁
腺激素(PTH)等生化指标,避免维生素 D 过量、高钙血症、高钙
尿症等。

只有在长期大量服用维生素 D 或短期超量误服维生素 D 制
剂或对维生素 D 过于敏感,才会导致维生素 D 中毒。多见于以
下几种情况:

① 短期内多次给予大剂量维生素 D 治疗佝偻病;

② 维生素 D 预防剂量过大,每日摄入维生素 D 过量,或大
剂量维生素 D 数月内反复肌注;

③ 误将其骨骼代谢疾病诊断为佝偻病而长期大量补充维生
素 D;

维生素 D 中毒剂量的个体差异性较大,一般来说,每日服用
20 000～50 000 IU 维生素 D,连续数周或数月即可发生中毒,敏
感的儿童每日服用 4 000 IU,连续 1～3 月即可中毒。

当儿童摄入大量维生素 D,机体维生素 D 的反馈作用失调,
使得血清 1,25-二羟维生素 D 浓度增加,促进肠道吸收钙、磷增
加,血钙浓度升高,致使降钙素原增加,调节血钙沉积在骨和其
他器官组织,并影响各脏器功能,如钙盐沉积于肾脏,使得肾脏
钙化或肾小管坏死,严重时可发生慢性肾功能损害等。

维生素 D 中毒时,轻者或早期表现可有厌食、恶心、呕吐、烦
躁不安、低热、便秘等,重者或晚期可出现惊厥、血压升高、少尿、
脱水、嗜睡、昏迷等症状。严重者可因高钙血症导致肾功能衰

竭,血生化可见血钙、血清 25-羟基维生素 D 升高、尿钙强阳性,同时出现尿钙增加,尿蛋白或血尿素氮增加。骨骼 X 线表现为长骨临时钙化带过度钙化,且干骺端钙化带增宽、致密,骨皮质增厚,其他组织器官可出现异位钙化灶,严重时肾脏 B 超提示肾萎缩。

当孩子有大剂量摄入维生素 D 的情况并出现中毒症状和表现时,应立即停用维生素 D,并且饮食中要限制富含钙食品的摄入,加速钙排泄,抑制肠道对钙的吸收。除严重时伴有不可逆的肾损害,若干预及时,预后多良好。

参考文献:

[1] 黎海芪.实用儿童保健学[M].北京:人民卫生出版社,2016.

[2] 王卫平,孙锟,常立文.儿科学[M].北京:人民卫生出版社,2018.

[3] 仰曙芬,吴光驰.维生素 D 缺乏及维生素 D 缺乏性佝偻病防治建议[J].中国儿童保健杂志,2015,23(07):781—782.

囟门大小和囟门闭合早晚和缺钙有关系吗

囟门的大小和闭合早晚受很多因素影响,不能与缺钙画等号。

人体脑颅骨由顶骨、颞骨、额骨、筛骨、蝶骨、枕骨等组成,各骨间由较宽的、具有弹性的膜性连结纤维组织连接,颅骨间小的缝隙称之为骨缝,包括额缝、冠状缝、矢状缝、人字缝,颅骨间大

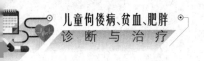

的缝隙称之为囟门,人类的骨缝闭合或骨化的时间较晚,常在生后两年内额缝骨性闭合,其余骨缝与身高发育同步,一般在20岁左右骨性闭合。

囟门被大家熟知的是前囟门和后囟门,后囟是由两块顶骨和枕骨形成的三角形间隙,一般在生后2~3月后囟门闭合。人们关注最多的其实是前囟门,前囟是位于两块额骨和两块顶骨之间形成的间隙,外形近似菱形,是颅骨最大的缝隙,出生时前囟门大小有较大差别,平均1.5~2 cm(1~4 cm),顺产分娩时婴儿的头颅通过产道,出生时骨缝稍有重叠,生后2~3月这种颅骨重叠会逐渐消失,前囟也较出生时大,随后逐渐骨化缩小至闭合。

前囟是最后闭合的囟门,其闭合的年龄具有很大的个体差异性,约1%的婴儿3月龄时前囟门已闭合,38%的婴儿12月龄闭合,24月龄时96%的儿童前囟均闭合,正常儿童前囟门的闭合时间在4~26个月,平均闭合年龄在13.8月龄,3岁后闭合认为前囟闭合延迟。

值得注意的是单一囟门的大小或关闭年龄没有任何意义,需要结合头围、神经心理发育等其他系统表现。

参考文献:

[1] 黎海芪.实用儿童保健学[M].北京:人民卫生出版社,2016.

[2] 王卫平,孙锟,常立文.儿科学[M].北京:人民卫生出版社,2018.

出牙晚就是缺钙吗

出牙晚不能与缺钙画等号，一般来说，儿童13月龄乳牙尚未萌出称为乳牙萌出延迟，萌牙延迟可能是特发性的，也可能与遗传或者全身性疾病有关，如先天性甲状腺功能减退症、严重营养不良等。

健康的牙齿生长与蛋白质、钙、磷、氟、维生素D等营养元素和甲状腺激素有关。多数儿童在4~10月龄之间乳牙开始萌出，一般顺序为下颌先于上颌、由前向后进行，即下正中切牙、上正中切牙、上侧切牙、下侧切牙、第一乳磨牙、尖牙、第二乳磨牙，3岁内20枚乳牙完全萌出，但值得注意的是乳牙萌出的时间、乳牙萌出的顺序以及乳牙出齐的时间具有很大的个体差异性。

肋骨外翻就是缺钙吗

孩子肋骨外翻和缺钙、佝偻病不能画等号。

有些家长发现孩子平躺时两侧肋骨向上突出，非常担心孩子是不是缺钙，是不是佝偻病，需不需治疗等等。

其实，肋骨外翻在日常生活中并不少见，它和佝偻病也并无相关性，孩子肋骨外翻可能与孩子的呼吸和肌肉骨骼的发育有关，一般幼儿是以腹式呼吸为主，需要膈肌的协助，当孩子吸气

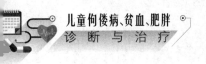

时膈肌收缩向下移,使得胸腔容积变大,当处在骨骼发育期的幼儿骨骼尚未发育完全,长期受到向外的压力就会出现向两边外翻的表现,一般3岁时孩子骨骼、肌肉发育相对完全后,这种现象就会逐渐改善。

营养性维生素D缺乏性佝偻病是由于儿童维生素D不足和(或)钙摄入量过低导致体内钙磷代谢紊乱,从而导致骨骼发育异常,除骨骼改变外,儿童也会出现生长落后、精神差、肌肉无力等一般症状。

典型的骨骼改变,且骨骼改变的部位与儿童不同年龄骨骼生长速度较快的部位一致,6月龄以内婴儿以颅骨改变为主,主要有颅骨软化,6月龄以上婴儿,颅骨软化会逐渐消失,但额骨和顶骨中心逐渐增厚,至7~8个月时,头型变成方盒样头型即方头,自上向下观察,可看到孩子前额突出,呈现方颅。12月龄以上佝偻病儿童在肋骨与肋软骨交界的地方可摸到圆形的隆起,从上至下向串珠一样,在第7至10肋骨最明显,一般被形象地称之为佝偻病串珠;有些儿童手腕和足踝处形成钝圆形环状隆起,被形象地称之为手、足镯。严重佝偻病儿童在膈肌附着处的肋骨会受到膈肌的牵拉而内陷,在胸廓下缘会形成一个水平凹陷,被称为肋膈沟。此外还有被大家熟知的鸡胸,多见于1岁左右的儿童,表现为胸骨及胸骨周围的软骨向前突出,形似鸡胸样,称之为鸡胸。当婴儿会站立和行走后,出现病理性的"O"型腿、"X"型腿。

枕秃就是缺钙吗

枕秃和缺钙并无必然联系。

正常情况下也会出现枕秃,枕秃多发生在婴儿的枕部,3～6月龄小婴儿较为常见,这和局部摩擦和胎毛脱落有关,多为生理性的。

一般来说,孩子的胎毛按前额到枕部的顺序生长和脱落,生后2～3月时孩子枕部的胎毛脱落,但新生长的头发尚未生长到该处,再加上枕头过硬、孩子出汗多造成局部摩擦,从而导致婴儿枕部片状或圈状头发稀疏或脱落。因此3月龄左右的孩子常出现生理性枕秃,6～8月龄可逐渐被新生长的头发替代而逐渐消失。

"O"型腿或"X"型腿就是缺钙吗

"O"型腿或"X"型腿也不能和缺钙或佝偻病画等号。

简单来说,并不是所有"O"型腿或"X"型腿都是疾病所致,1～2岁的幼儿可出现生理性的膝内翻即"O"型腿,大多是因为胎儿在子宫内的姿势受限使得股骨和胫骨弯曲,2岁后的儿童可出现生理性的膝外翻("X"型腿),以2～4岁最明显,有时会持续到7岁。这是正常发育的过程,一般不需要特殊治疗。

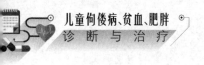

一般来说,我们可以通过测量孩子站立时的踝距和膝距简单评估膝内翻或膝外翻的程度,正常情况下站立位,孩子的踝距和膝距均小于 3 cm,当站立时膝关节并拢,踝距大于 3 cm,则存在"X"型腿;当站立时足踝并拢,膝距大于 3 cm,则存在"O"型腿。

营养性维生素 D 缺乏性佝偻病时,孩子也有可能出现"O"型腿或"X"型腿,这是因为孩子体内钙磷代谢紊乱导致骨质软化和肌肉关节松弛,下肢负重时形成下肢弯曲,可出现股骨、胫骨、腓骨弯曲,形成膝内翻或膝外翻。

因此,当孩子出现"O"型腿或"X"型腿时一定要结合孩子的年龄、营养状况、生长发育情况等综合评估。

儿童饮食中吃什么补钙最有效

人体钙主要来源于食物,食物中牛奶及其制品是膳食钙的最好来源,鲜乳每 100 毫升钙含量约 100～120 mg,每 100 毫升乳汁平均钙含量约 30 mg,每 100 g 豆腐钙含量约 110～140 mg,豆角等新鲜豆类含钙约 30 mg/100 g,每 100 g 深绿色叶菜和菜花含钙量约 50～130 mg,动物性食物,贝壳类、鱼类含钙量较高,一般在 50～150 mg/100 g(可食部),虾皮可达到 991 mg/100 g(可食部),但畜肉和禽类含钙量低,一般少于 15 mg/100 g(可食部)。

通过上述常见食物的含钙量我们不难发现,虾皮的含钙量确实比较高，但普通虾皮的钠含量也很高，家长碰到孩子缺钙时，不能狂吃虾皮，因为盲目追求钙含量会造成孩子机体内环境失衡并对生长发育造成不良影响，还有些家长让孩子喝大骨头汤，钙没有补上来，反倒喝出一堆问题。

那么饮食中真正补钙的食物是什么呢？

首先，奶制品是钙的最佳膳食来源，0～6 月龄母乳喂养的婴儿，或因无法母乳喂养或母乳量不足时选择配方奶喂养的婴儿，只要奶量充足，每天每公斤体重约 110～150 mL，从乳制品中获取的钙可以满足其生长发育需要，量也足够达到每日钙的推荐摄入量，添加辅食后的婴儿至周岁前，如果每天能保证 700～800 mL奶量，也能获得足够的钙，1～3 岁建议每日奶量 400～600 mL，学龄前儿童和青少年也建议每日保证 500 mL 的奶量。

但当孩子存在牛奶蛋白过敏时母乳喂养的母亲需要忌口牛奶等奶制品或含生牛乳成分的零食、点心等，并注意适当补充钙剂以确保哺乳期母亲本身营养均衡，在此基础上可以继续母乳喂养，也就是说牛奶蛋白过敏的孩子可以继续母乳喂养，但普通配方奶喂养的孩子无论是牛乳还是羊乳，建议转低敏配方奶喂养，如深度水解配方或氨基酸配方奶，一般持续低敏配方喂养 6个月左右，逐渐转至普通配方，在转奶过程中注意关注孩子的奶量以及相关过敏症状有无改善。

其次，豆制品也是钙主要的膳食来源，每 100 g 黄豆可食部的含钙量为 191 mg，每 100 g 豆腐可食部的含钙量为 164 mg。

此外，还有水产品，如河虾（每 100 g 可食部的含钙量为325 mg），坚果类，如芝麻（每 100 g 可食部的含钙量为 620 mg），

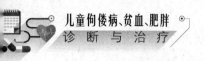

蔬菜类,如苋菜、毛豆、西兰花。

值得注意的是,膳食结构要合理,在维持每日钙摄入的基础上维持维生素D的水平,总之,食物是钙最好的来源,胜过任何形式的钙制剂、好于任何花样的骨头汤,而食物中真正的补钙高手是奶制品、豆制品、水产品,维持机体钙平衡的法宝除了饮食钙,还有维生素D和晒太阳。

参考文献:

[1] 中国营养学会.2014.中国居民膳食营养素参考摄入量(2013版)[M].北京:科学出版社.

[2] 中国营养学会.2016.中国居民膳食指南[M].北京:人民卫生出版社.

当孩子饮食中无法获取足够的钙,应如何补充钙剂

目前常用于儿童补钙的产品有葡萄糖酸钙、乳钙、碳酸钙、柠檬酸钙等,剂型也多种多样,液体、片剂、颗粒等等,不同产品的含钙量也各有差异,家长在选择钙剂时一定要结合孩子的具体情况,补足饮食钙摄入不足的部分,国家药品监督管理局指出,年龄小的宝宝可以挑选颗粒或液体剂型的产品;不建议把儿童和成人的补钙产品混用,对儿童来说应该选择不含色素、不含防腐剂的钙剂产品;不建议选择强烈糖果口味的含钙补充剂,因为孩子天性喜欢甜食,若长期食用不利于味蕾正常功能的发育,

在钙剂选择时最好选择无味或者接近母乳的淡奶味钙剂,这样孩子既容易接受,也不影响味觉的适应。

值得注意的是,不同儿童对钙的缺乏程度有差异,过度补钙会对肾脏和其他脏器造成不良影响,因此,孩子是否需要额外补充钙剂,如果需要,钙剂应该补充多少剂量,应该补充多长时间,最好结合必要的检查,听取医生的建议。

微量元素检测可以评估孩子是否缺钙吗

微量元素检测不可以评估孩子是否缺钙。

临床门诊工作中,经常会碰到一些家长,他们总觉得孩子的某种行为异常就是缺乏微量元素导致的,主动要求完善微量元素检测,其实,该项检测并不能评估孩子是否缺钙。

钙是人体内含量最丰富的矿物元素,钙占人体重的 1.9%,按照元素在人体内的构成比,钙的排位仅次于氧、碳、氢、氮,位列第五位。人体内约 99% 以上的钙储存于骨骼和牙齿中,不到1% 的钙存在于软组织(7 g,约 0.6%)、血浆(0.35 g, 0.03%)和细胞外液(0.7 g, 0.06%)中,人体骨骼处在不停地更新中,钙在血液和骨骼之间处于不断交换状态。正常情况下,血钙水平被严密调控并维持在较窄的范围,用于参与神经调节、肌肉收缩、凝血机制和心脏搏动等,机体为维持血钙平衡,即使在膳食钙摄入不足或骨质疏松时钙从骨骼流失,血钙水平仍然可以维持在正常水平。

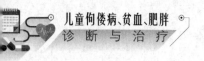

目前,通过膳食调查了解钙摄入的情况是最为简单且被认可的方法,一般来说钙摄入量未达到推荐摄入量提示钙摄入不足,考虑存在缺钙的风险。

如何做到合理喂养

随着人们生活水平的提高,营养不足得到很大的缓解,但膳食结构依然不够合理,由此引发的营养问题依旧突出,而儿童期是生长发育的重要阶段,充足的营养是保证儿童体格生长和神经心理发育的重要基石,临床上经常会碰到因孩子不吃饭、挑食、偏食而焦虑不安的家长,医生给出的建议大多是合理喂养,究竟什么是合理喂养,怎样才能称得上平衡膳食呢?

首先,食物多样才能称得上是营养好。

除了母乳可以满足 6 月龄内婴儿的营养需要外,没有一种食物可以含有人类所需要的全部营养素,因此家长要成为孩子的"食物设计搭配师",既要会选料也要会烹饪。

我们日常中的食物可以分为五大类,包括谷薯类、蔬菜水果类、畜禽鱼蛋奶类、大豆坚果类和油脂类,不同种类的食物含有不同的营养素,为了更好地满足机体的营养需求,每天至少摄入12 种以上,每周至少摄入 25 种以上的食物,千万不要固定做孩子最喜欢吃的某几样食物,从而造成"人为的偏食",走进"孩子只要吃饱,就是营养好"的死胡同。

其次,每样食物吃少点,食物种类多一些。

食物多样,要做到巧妙搭配,避免单一,有粗有细,有荤有素,五颜六色,这样才对孩子更具有吸引力。就餐时做小分量选择,将每个人吃的食物放到一个固定的盘子里,一段时间内,同类型的食物可以进行交换。避免食物品种单一,保证食物多样性。

食物烹调要适宜,少调料、少油炸,可以用蒸、煮、炖、煨等烹调方式,口味也要以清淡为好,不要过咸,也不能过于油腻和辛辣,可以用天然、新鲜的香料(如葱、蒜)和新鲜蔬果汁(如番茄汁)进行调味。此外还有一些小贴士,一定要谨记!

◇ 奶类营养成分全,每天至少一杯奶

◇ 新鲜蔬菜样样好,不要腌菜和酱菜

◇ 少吃甜品多饮水,避免甜蜜的陷阱

◇ 无论多爱喝炖汤,切记营养在肉里

◇ 蛋白蛋黄都要吃,营养均衡样样好

第三,正确处理正餐与零食的关系。

关于孩子零食问题,有两种极端家长,一种家长是把吃零食等同于不良饮食习惯,一点也不给孩子吃;另一种父母则一味满足孩子要求,要什么给什么,零食应有尽有,殊不知这两种做法都不利于孩子的健康成长。孩子爱吃零食是天性,家长合理选择并正确引导,零食才能为孩子生长发育提供多种营养素。

家长在选择零食时要充分考虑零食的营养价值,一般来说,低脂、低糖、低盐的零食是健康的,家长可以选择新鲜、天然、易消化的食物,比如当季水果、新鲜蔬菜、奶制品、坚果和豆类食物,尽量避免油炸食物和膨化食品,吃零食时间可以安排在两餐之间,上午十点钟和下午三四点钟,离正餐还有 2～3 小时,此时适当地吃些零食既可以防止饥饿、增加营养,也不会影响正餐的进食,而睡觉前半小时尽量不要吃零食,以免影响睡眠或引起蛀牙。

水果类零食最好不要榨汁,而是块状咬食,以免水果中的膳食纤维被破坏,坚果类如核桃、花生等,最好吃原味的,不要油炸,以免热量增加造成超重肥胖。另外坚果质地硬,不易嚼碎,一定要注意零食的食用安全,避免整粒的食物呛入气管,婴幼儿不要吃整颗坚果,可以把坚果类食物磨成粉或者碾碎熬粥,随着年龄增长,可逐渐增加一些较硬的零食,促进孩子咀嚼能力发展。

值得注意的是,无论孩子多喜欢零食,都要坚持正餐为主,零食为辅,把零食作为正餐的补充,不能影响正餐的摄入,不能将零食作为奖励。

第四,培养良好饮食行为习惯。

模仿是孩子最初认识世界的重要手段和学习方式,如果家长自己都不好好吃饭,那如何要求孩子好好吃饭呢?

言传身教远远胜过责骂,所以,让孩子爱上吃饭,家长们要先以身作则,在保证安全的情况下,可以鼓励孩子参与食物的选择和制作,帮助他们了解食物的基本常识和对健康的重要意义,增加孩子对食物的认知,对于孩子不喜欢的食物,比如蔬菜,家长可以把蔬菜变成馅料包饺子,也可以把蔬菜切成各种小形状,激发孩子的食欲,也可以通过比比看谁吃的蔬菜种类多调动孩子的积极性。另外可以建立奖惩机制,学龄前儿童可以奖励小贴纸,学龄期和青少年儿童可以制定亲子协议,吃饭不拖拉、光盘行动、专心就餐等都可以作为奖励的依据,时间久了,孩子良好的饮食习惯也就养成了。

总之,合理喂养不单单强调营养摄入,保证良好的就餐环境,建立良好的饮食行为,培养良好的饮食习惯也很重要。

参考文献:

[1]黎海芪.实用儿童保健学[M].北京:人民卫生出版社,2016.

[2]中国营养学会.中国居民膳食指南[M].北京:人民卫生出版社,2016.

[3]胡燕,黎海芪.婴幼儿喂养建议[J].中华儿科杂志,2009(07):504—507.

[4]马冠生.学龄儿童膳食指南[J].中国学校卫生,2016,37(07):961—963＋967.

[5]杨月欣,苏宜香,汪之顼,赖建强,曾果,崔玉涛,盛晓阳,徐秀,毛丽梅,孙要武,杨年红.学龄前儿童膳食指南(2016)[J].临床儿科杂志,2017,35(02):158—160.

贫血诊断与治疗

什么是血液

　　血液是流动在人体血管和心脏中的一种不透明、略带黏稠、流动的液体。血液的主要成分是血细胞和血浆,血细胞又分为红细胞、白细胞和血小板。血浆是血液的液体成分,红细胞悬浮于其中。除此之外,血液中含有大量的营养物质、无机盐、人体必需的氧气,以及人体组织代谢产生的二氧化碳、尿素、尿酸等代谢废物。

血液有什么作用

　　血液具有以下功能:

　　(1) 血液是人体的"运输士兵",它可以携带人体所需要的氧气、蛋白质、糖等营养物质并将它们运送到人体的每一个细胞,同时将细胞产生的二氧化碳、尿素、尿酸等代谢废物运送到肺、肾、皮肤、肠道而排出体外。

　　(2) 血液可以调节人体的温度。当天气比较炎热的时候,人体内血液流动的速度就会增快,把更多的热量传送至皮肤表面,从而将热量散发到体外。当天气比较寒冷的时候,人体内血液流动的速度就会减慢,减少人体的热量向外扩散,防止人体的体温过度下降。

(3) 血液中含有多种免疫物质,是人体的"健康卫士",它们能够对抗和消灭外来的细菌和毒素,从而使人体免于发生疾病。

小儿体内有多少血液

人体内的血液总量占人体体重的 7%～8%。4 kg 的新生儿的血容量约相当于一听罐装可乐(335 mL),30 kg 的儿童的血容量相当于一瓶大可乐(2 L)。

人体的血液储藏在哪里

人体的血液有 20%～25%储存在脾脏、肝脏、肺脏、皮肤等"贮血库"里,脾脏是人体最大的"贮血库",可储存人体血液总量的 20%。当人体血液循环需要血液的时候,"贮血库"就会不断地释放出血液进入血管,参与血液循环。

什么是造血

正常情况下,人体内的各种细胞都在不断地新陈代谢,经历

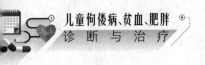

着生成、衰老、死亡的循环往复过程。造血就是生成血细胞的
过程。

小儿的造血有什么特点

人类在生长发育的不同阶段，造血器官是有所不同的。

在胎儿发育早期，在其胚胎体内部，逐步产生自己的造血中
心。当胚胎发育到第 3 周的时候，卵黄囊壁上的血岛是第一个造
血中心。当胚胎发育到第 6 周的时候，肝脏开始造血。从第 3 个
月起，脾脏、肾脏、胸腺和淋巴结等处也参与造血。当胚胎发育
进入到第 4 个月以后，骨髓开始造血。第 5 个月后，肝脏、脾脏造
血功能逐步减退，骨髓造血功能迅速增加。

胎儿出生以后，肝脏造血功能已经停止，骨髓是人体最重要
的造血器官。骨髓外造血的情况极少，但是当发生感染性贫血
或溶血性贫血等造血需求增加时，孩子的肝脏、脾脏和淋巴结为
了适应需求会出现肿大，这是小儿造血器官的一种特殊反应，称
为"骨髓外造血"。

什么是造血干细胞

人体内尚未发育成熟的细胞，我们称之为造血干细胞。造
血干细胞是所有造血细胞和免疫细胞的起源。造血干细胞能够

自我更新,有较强分化发育和再生的能力,它不仅可以分化为红细胞、白细胞和血小板,还可以跨系统分化为各种组织器官的细胞,就好比一棵树的树干,可以分出枝杈,长出树叶,开出花朵和结出果实。所以造血干细胞在医学上也被称为"万用细胞"。

什么是造血干细胞移植

　　造血干细胞移植就是将正常人新鲜的造血干细胞通过静脉输注到患者的身体内,代替患者的造血干细胞,让患者的造血功能和免疫功能恢复,从而达到治疗疾病的目的。造血干细胞移植治疗实际上就是把整个"造血工厂"搬过来,给患者一个新的造血系统,代替原来失去功能的造血系统,从源头上修复衰老、病变的细胞,重建患者正常造血和免疫系统。有了新的造血系统,患者的身体就能像正常人一样逐渐回归健康。因为造血干细胞移植最早只进行骨髓移植,所以人们习惯上把这类移植都叫作骨髓移植。其实造血干细胞移植不仅仅包括骨髓移植,还包括了外周造血干细胞移植和脐带血移植。

造血干细胞是怎么变成红细胞的

　　造血干细胞分化成为血细胞需要经历以下过程:从初级多能干细胞到次级多能干细胞,再到定向干细胞,随后到前体细

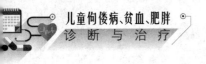

胞,然后到各系血细胞,最后成为成熟红细胞。血细胞生成的过程中除了需要造血干细胞这一重要的"原材料"以外,还需要非造血成分的共同参与,影响或诱导血细胞的生成。

什么是红细胞

红细胞也称为红血球,是血液中数量最多的一种血细胞,是绝对的主角。正常成熟的红细胞是中间薄,边缘厚,像两个倒叠在一起的中间凹陷的圆盘。这样的形状使得红细胞的表面积与体积之比大于普通细胞,有利于氧气进行交换。此外,红细胞的体积很小,直径只有 $7\sim8\ \mu m$,还能够在外力的作用下发生变形,这样它就能顺利通过比自己直径小的毛细血管,深入到身体的各个组织供应氧气。

红细胞有什么作用

红细胞只专注于做一件事:运送氧气。为了高效完成这个任务,红细胞放弃了细胞核和几乎所有的细胞器。这样红细胞自身不需要物质和能量代谢,不需要消耗氧气,也不需要"繁殖后代"。红细胞就是机体细胞中的"工蜂"。

红细胞是怎么来的

红细胞是由骨髓中的造血干细胞分化而来。造血干细胞分化过程中,经历原始红细胞、早幼红细胞、中幼红细胞、晚幼红细胞、网织红细胞,最终成为成熟红细胞。

哪些因素会影响红细胞的生成

骨髓好比是一座"工厂",而红细胞是骨髓"工厂"生产出来的"产品"。在生产红细胞的过程中,需要蛋白质、铁、叶酸和维生素 B_{12} 这几种营养素的参与。这些营养素的缺乏都会影响红细胞的生成。除此以外,生产红细胞的过程还受到身体的调节。当需要造血干细胞分化成为红细胞的时候,"领导"促红细胞生成素就会给造血干细胞"下达指令",让它向红细胞定向发育。当体内的红细胞减少时,促红细胞生成素就会分泌增加,不停地向造血干细胞"下达指令",红细胞生成的速度就快了。当体内的红细胞增多时,促红细胞生成素就会相应分泌减少,向造血干细胞"下达指令"也就少了,红细胞生成的速度就减慢了。

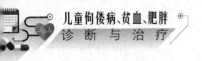

衰老的红细胞最后去哪里了

红细胞的寿命只有 120 天。120 天后,衰老的红细胞变形能力下降,再也无法通过脾脏里边的毛细血管。于是红细胞被巨噬细胞吞噬消化,释放出铁、氨基酸和胆红素。释放出来的铁和氨基酸可以再次被利用,用于生成红细胞,胆红素经过肝脏的加工可成为胆汁。正可谓:落红不是无情物,化作春泥更护花。

正常情况下每天有 1/100 的红细胞衰老破坏,同时人体也会生成相应数量的新生红细胞,维持动态平衡,使得外周血红细胞和血红蛋白保持相对稳定。任何的原因使红细胞生成减少,红细胞破坏过多,或者是失血超过红细胞生成的最大代偿能力,均会使得人体出现贫血。

什么是血红蛋白

除了维持细胞外形的细胞骨架之外,红细胞内部几乎全部都是一种蛋白质:血红蛋白。血红蛋白是红细胞的主要成分,由血红素和珠蛋白组成。血红蛋白不仅使得人体血液呈现红色,而且是运输氧气和二氧化碳的"快递小哥"。红细胞在肺部获得氧气,氧气分子搭乘在血红蛋白上,随着血液循环到达心脏、肝脏、肾脏、大脑、皮肤等各个机体器官。血红蛋白释放出氧气供机体使用,维持正常的新陈代谢。组织中新陈代谢产生的一部分二氧化碳也可通过血红蛋白运送到肺部,排出体外。

什么是红细胞比容

红细胞比容是指红细胞在全血中所占的容积百分比。红细胞比容是贫血的最佳诊断指标,也是诊断和鉴别红细胞增多症的重要依据,但是红细胞比容在测定的时候技术复杂、费时,不适合临床常规应用。

什么是促红细胞生成素

促红细胞生成素,顾名思义,可以促进红细胞的生成。当人体缺氧的时候,促红细胞生成素接收到信号,促进红细胞的成熟,抑制红细胞的凋亡,从而增加人体内红细胞的数量,血液中的氧气含量也就相应上升了。当存在大量的促红细胞生成素的时候,只要人体能够提供足够的造血原料,红细胞生成可比平时高 10 倍。

促红细胞生成素在哪里合成

在人体中,80%～90%的促红细胞生成素由肾脏合成,

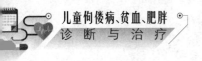

5％～10％由肝脏合成。所以如果人体的双肾遭到破坏失去功能,血液中的促红细胞生成素将急剧下降,最终将导致贫血。

什么是贫血

贫血是指外周血中单位容积内的红细胞数或红细胞比容或血红蛋白量低于正常值。

全球贫血的发病情况如何

2015 年世界卫生组织(World Health Organization, WHO)发布的数据显示,截止到 2011 年,全球约有 8 亿的儿童和妇女患有贫血,其中 5 岁以下贫血的儿童人数将近有 3 亿,贫血患病率高达 42.6％。非洲是学龄前儿童贫血发生率最高的地区,其次是东南亚地区和东地中海地区。

我国贫血的发病情况如何

贫血也是中国儿童普遍存在的问题。改革开放以来,中国经济社会快速发展,人民生活水平不断提高,食物供应日益丰富,儿童生长发育水平不断提高,儿童营养不良率持续降低,但是贫血现状依旧严峻。WHO 公布的数据显示,2011 年我国儿童贫血患病率为 19%。2012 年我国公布的《中国 0~6 岁儿童营养发展报告》显示,6~24 个月龄的婴幼儿的贫血患病率最高,我国 2 岁以内婴幼儿贫血患病率达 31.1%。换句话来说,6~24 月龄的宝宝中,每 3 个宝宝就有 1 个患有贫血。

贫血有什么危害

贫血不仅会对孩子的身体健康产生不良影响,特别是儿童时期的贫血,会对儿童的生长发育产生不可逆转的危害,甚至影响孩子成年之后的工作能力。

血红蛋白是血液中运送氧气的"快递员",血红蛋白的减少会让孩子体内的氧气相对减少,长此以往,孩子的大脑、心脏、肾脏等各个器官也会出现相应缺氧的情况。

(1) 对神经系统的危害:贫血的孩子常常出现头晕、耳鸣、困倦、乏力、记忆力减退、注意力不集中,影响学习和生活。

(2) 对皮肤黏膜的危害:因为贫血,人体会重新分配血液,皮肤黏膜的供血量会减少,皮肤黏膜在缺氧的情况下容易发生破溃和压疮。

(3) 对呼吸循环系统的影响:贫血的孩子活动后常常出现胸闷、呼吸急促、心率加快等症状,严重的孩子即使坐着也会出现这样的症状。孩子的心脏长期高强度工作将会导致出现心脏病。

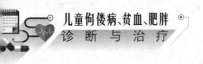

（4）对消化系统的影响：贫血会使得人体内帮助消化的酶分泌减少，孩子常常会出现食欲减退、消化不良、腹胀、腹痛、腹泻等消化道症状。如果长时间出现这种情况，消化系统的吸收功能就会降低，孩子将会出现营养不良、生长发育迟缓等。

导致贫血的病因有哪些

骨髓好比是一座"工厂"，而红细胞是骨髓"工厂"生产出来的"产品"。贫血就是流入到身体"市场"的合格"产品"减少导致的。那么造成"市场产品"减少的原因有哪些呢？包括以下这三大原因："产品"丢失——失血性贫血，"产品"被破坏——溶血性贫血，"产品"产量减少——红细胞和血红蛋白生成不足所致的贫血。

导致"产品"丢失——失血性贫血的原因有哪些

失血性贫血是指由于红细胞丢失增加所导致的贫血，可以分为急性失血和慢性失血。

急性失血是在短时间内发生的，比如孩子遭遇外伤后的颅内出血、肝脏出血、脾脏出血、消化道出血等等。慢性失血是在很长一段时间内缓慢发生，家长如果不仔细，平时可能注意不到,比如钩虫病、胃肠道溃疡、过敏等引起的消化道出血等等。

导致"产品"被破坏——溶血性的原因有哪些

"产品"的产量正常,但是"出厂"以后非正常的损耗,也就是红细胞破坏增加。当红细胞容易碎裂并且无法应付穿越身体的压力的时候,它们就会破裂,产生溶血性贫血。

出现这种类型的贫血,可能是因为孩子体内本身红细胞存在异常。这种异常包括红细胞膜结构的异常、红细胞酶的缺乏以及血红蛋白合成或结构异常。

正常的红细胞呈双凹圆盘状,有些孩子因为基因遗传或基因突变使得体内红细胞膜结构出现问题。比如遗传性球形红细胞增多症,红细胞的外形变成了小球形红细胞。和正常红细胞相比,这种红细胞的变形能力很差,不能通过脾脏内的细小弯曲结构,使得球形红细胞被脾脏滞留和清除。

红细胞酶的缺乏,比如葡萄糖-6-磷酸脱氢酶(G-6-PD)缺乏,因为在进食蚕豆后会诱发溶血,所以也被称为"蚕豆病"。G-6-PD担任着维持红细胞膜的稳定性的使命,使得红细胞不容易破裂,就像船板之间的黏合剂,如果黏合剂质量不过关或者用的量不够,当船遇到风浪的时候就会漏水散架。同样的道理,红细胞膜中 G-6-PD 的量或者活性不足,红细胞就很容易破碎,导致贫血。

血红蛋白合成或结构异常,比如地中海贫血,最早在地中海

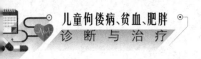

沿岸发现而被命名。前面我们已经讲到血红蛋白是由血红素和珠蛋白组成,地中海贫血则是因为孩子体内合成珠蛋白的基因存在缺陷,珠蛋白合成减少或缺失,进一步使得血红蛋白结构发生了异常。这种含有异常血红蛋白的红细胞变形能力下降,寿命缩短,提前被人体的脾脏所清除。

此外,还有可能是红细胞外在的因素导致红细胞破裂。孩子体内如果出现了一些抗体,这些抗体专门破坏红细胞,导致红细胞被干倒在血泊中,最终被溶解。比如新生儿溶血症,母亲怀孕的时候会有少量胎儿的红细胞进入母亲体内,如果母亲和胎儿的血型不合,母亲体内的免疫系统会认为是"敌人"在入侵,就会产生大量的抗体"士兵"。这些"士兵"可以通过胎盘进入胎儿体内,"杀死"红细胞。这种情况多见于母亲是 O 型血,孩子是 A 型或 B 型。

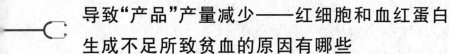 导致"产品"产量减少——红细胞和血红蛋白生成不足所致贫血的原因有哪些

患有这种类型的贫血,是因为孩子的身体无法产生足够的红细胞或血红蛋白。之所以会发生这种情况,可能是因为孩子的身体本身无法制造出足够数量的红细胞(骨髓造血功能异常),也可能是因为孩子体内没有足够的维生素和矿物质来制造红细胞(造血原料的不足),还有可能是因为孩子的身体没有足够的激素刺激机体生成红细胞(造血调节的异常)。

骨髓中的一些干细胞会发育成为红细胞。如果没有足够的干细胞,或者干细胞不能正常工作,或者干细胞被其他细胞(比如癌细胞)所代替,那么孩子的身体就无法产生足够的红细胞,从而出现贫血。比如再生障碍性贫血,这是因为基因或者骨髓受到药物、放射线、化学疗法或感染而受伤,导致孩子体内没有足够的干细胞甚至根本没有干细胞。

在红细胞分化的过程中,需要蛋白质、铁、叶酸和维生素 B_{12} 这几种营养素的参与。如果孩子平时存在挑食偏食、生长发育过快、胃肠道疾病等原因,使得体内没有足够的造血原料,那么孩子的身体就无法制造出足够多的红细胞,从而导致贫血。比如铁缺乏导致的缺铁性贫血、叶酸和维生素 B_{12} 缺乏导致的巨幼红细胞性贫血等等。

红细胞的生成还受身体的调节,如果造血调节出现了问题也可导致贫血,比如感染、糖尿病、慢性肾功能不全等等。

贫血的临床表现

贫血的表现和它发生的病因、贫血程度的轻重以及贫血发生的急慢等因素有关。

孩子如果得了急性贫血,哪怕贫血的程度很轻,但是血液的总量改变严重,可引起严重的症状甚至休克;得了慢性贫血,如果孩子的各个器官代偿功能较好,可以没有任何症状或者症状比较轻,等到器官代偿不了的时候就会慢慢出现休克的表现。

前面我们已经讲到,红细胞是运送氧气的"快递员",所以当发生贫血的时候,身体的组织和器官会因为缺氧而产生一系列的症状。当孩子体内的红细胞少了,身体会先给重要的器官如大脑、心脏、肾脏供应氧气,这样皮肤和黏膜就不得不吃亏了。没有了足够的红细胞,孩子的皮肤和黏膜就无法保持红润,就会看起来惨白惨白的。

尽管红细胞已经紧着重要的器官供应氧气了,但是有时候还是供不应求,长此以往孩子身体的各个系统就会出现相应的表现,会出现头晕、头痛、眼前出现黑点、精神不振、容易疲倦、注意力不集中、记忆力下降、学习技能下降、心率增快、呼吸增快、食欲减退、恶心、呕吐、腹胀、生长发育迟缓等等问题。如果孩子发生溶血,体内牺牲的红细胞会释放出一种叫胆红素的东西。这种物质产生过多就会染黄孩子的眼睛和皮肤,造成黄疸。

如何诊断贫血

血红蛋白是最常用的贫血诊断指标,不同年龄段儿童贫血标准不一样。

中华儿科学血液学组规定血红蛋白低于以下数值者为贫血:

新生儿期:<145 g/L

1～4 月龄:<90 g/L

4～6 月龄:<100 g/L

根据 WHO 规定,血红蛋白低于以下数值者为贫血:

6 月龄～6 岁:<110 g/L

6～14 岁:<120 g/L

由于海拔高度会对血红蛋白产生影响,海拔每升高 1 000 米,血红蛋白上升 4%。

值得注意的是,血红蛋白会受到人体血容量的影响,有时不能反映贫血的真实情况。孩子大量饮水、输液等原因,导致水留在体内没有及时排出,血液被稀释,就会产生"假性贫血"。而孩子在烧伤、脱水等情况下,体内的血液量相对减少,贫血会被掩盖或程度减轻。

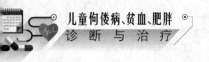

判断贫血存在哪些误区

有些家长误以为贫血的标准是一刀切的,但是其实不同年龄的孩子贫血的标准是不一样的。比如胎儿在母亲子宫内的时候,处于相对缺氧状态,促红细胞生成素合成会增加,红细胞数和血红蛋白量较高,因此出生 1 个月以内的孩子如果血红蛋白<145 g/L就算是贫血了。随着孩子自主呼吸的建立,血氧含量增加,促红细胞生成素合成减少,骨髓造血功能暂时性降低,生理性溶血导致红细胞破坏过多,生长发育迅速使得循环血量迅速增加,种种原因叠加起来,造就了孩子出现暂时性的轻度贫血,我们称为"生理性贫血",此时血红蛋白<90 g/L 才算是贫血。"生理性贫血"呈自限性,3 个月以后,孩子体内的红细胞数和血红蛋白量又缓慢增加。

贫血的严重程度如何分度

贫血的严重程度可以根据红细胞和(或)血红蛋白的数量分为 4 度。

(1) 轻度:血红蛋白从正常下限到 90 g/L,红细胞在 3.00～4.00×10^9/L。

(2) 中度:血红蛋白 60～90 g/L,红细胞在 2.00～3.00×

$10^9/L$。

(3) 重度：血红蛋白 30～60 g/L,红细胞在 1.00～2.00×$10^9/L$。

(4) 极重度：血红蛋白＜30 g/L,红细胞在＜1.0×$10^9/L$。

如何寻找贫血的病因

贫血在临床上非常常见,但是贫血本身并不是一种独立的疾病,只是一种临床表现。所以当孩子确诊贫血后,家长要及时带孩子到医院就诊查明贫血的性质和原因,这样才能进行合理有效的治疗。如果不查明原因,处理不当,反而会增加孩子的痛苦。医生会询问孩子的情况、喂养情况、既往身体情况、用药情况以及家族病史等等,并会做一些相关的检查,比如血常规、网织红细胞、铁蛋白、叶酸和维生素 B_{12} 含量、肝肾功能、溶血试验、红细胞脆性实验等等,必要的时候还需要做侵入性检查如骨髓穿刺术、胃肠镜,以及染色体基因检测来明确病因。

贫血的治疗

如何对贫血的孩子进行护理

贫血的孩子要注意多休息,重度贫血的孩子更要多卧床休息。休息可以减轻孩子心肺的负担,同时以免晕厥发生意外。孩子患有贫血的同时,自身的抵抗力也会降低,比健康的孩子更加容易发生感染,所以居家空气要流通,温度要适宜,少带孩子到公共场所人多的地方去,不要和其他病人接触,避免交叉感染。对于贫血的孩子应当予以高蛋白、高热量、多种维生素以及富含无机盐的饮食。饮食要以清淡、容易消化的食物为主,避免辛辣、过热、有刺激性的食物。

贫血治疗的关键是什么

尽管贫血极为常见,但贫血本身并不是一种独立的疾病,而只是一种临床表现。治疗贫血的关键是积极寻找孩子贫血的病因并去除病因。有些贫血在病因去除之后很快可以恢复。当孩子诊断为贫血后,家长一定要带孩子到医院就诊,积极寻找贫血的病因或基础疾病。

孩子贫血了,该如何治疗

贫血的治疗方案取决于孩子贫血的类型。如果孩子得的是缺铁性贫血,需要改变孩子不良的饮食习惯,多吃富含铁的食物,服用铁剂进行补充。如果孩子得的是巨幼红细胞性贫血,同样需要改变不良的饮食习惯,多吃富含叶酸和(或)维生素 B_{12} 的食物,服用叶酸和(或)维生素 B_{12} 进行补充。如果孩子得的是地中海贫血,症状比较轻的不需要治疗,情况比较严重的,则可能需要输血、造血干细胞移植治疗或者手术。如果孩子得的是再生障碍性贫血,可能需要进行输血、药物治疗或者造血干细胞移植治疗。如果孩子得的是溶血性贫血,可能需要使用抑制免疫系统的药物。

孩子贫血了,都需要输血吗

家长需要知道,输血虽然是一种有效的医疗手段,但是输血只是一种应急的方法,不是治疗的根本手段,而且输血有一定的风险,比如发热反应、过敏反应、溶血反应,以及乙肝、艾滋病等经血液传播的传染病风险等。而且输血过多还可能造成孩子身体的铁负荷过高。

医生会根据孩子具体的病情按需输血。对于轻度和中度贫

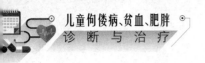

血的孩子,根据相应的治疗方案进行治疗就可以了,不需要输血。但如果孩子贫血的程度已经达到重度甚至极重度,这种情况下贫血会对孩子的器官造成损伤,孩子会出现呼吸困难、心率加快、头晕乏力等缺血缺氧的表现,这种情况下就需要通过输血来改善。

输血就真的是输血吗

说到输血,我们脑海里第一时间出现的往往是流动在血管里红色的血液,在临床上,它有自己独立的名字,叫作全血。为什么叫全血呢,因为它里面的"料"很足,包括了血液里的绝大部分成分。其实,随着对血液各种成分认识的加深,输血已经逐渐从单纯的输血,细化到根据孩子的病情"输入某种血液成分",即成分血,也就是所谓的"缺什么补什么",比如贫血的孩子输注悬浮红细胞,血小板低的孩子输注血小板。

给孩子输全血一定好吗

有些家长会认为,全血里什么都有,是最好的,要给孩子输全血。但是其实,全血并"不全",血液中的各种血液成分的保存条件是不同的,而血液保存主要针对红细胞的特点进行设计,因此除了红细胞之外,其他血液成分都不浓、不纯、不足治疗量。

此外,全血中含有多种复杂的抗原,进入人体可刺激产生相应抗体,输注全血相对于成分输血更容易导致输血不良反应,增加传播疾病的风险。所以,本着"缺什么补什么"的原则,应当为孩子输注相应的成分血制品而非全血。

为什么家长不能给孩子直接输血

我们经常在影视剧里看到这样的桥段,孩子生命垂危,需要立即输血抢救,医生:现在孩子急需 A 型血,但是医院目前 A 型血非常紧缺,家属中有谁是 A 型血的? 家长立马撸起袖子:医生,医生,我是孩子爸爸,我是 A 型血,抽我的! 抽我的! 医生:好的,那你跟我来。毫无悬念,故事的结局是爸爸将自己的血输给了孩子,孩子获救,全家团圆,皆大欢喜。

影视剧里的套路往往带领大家走向这样一个误区:亲属之间可以相互献血。但是,其实直系亲属之间是不能直接输血的,尤其是父母与子女之间,一旦产生了不可抗的并发症是相当致命的,死亡率可以高达 90%,几乎无法挽救,即使家长和孩子的血型相同也是不可以的。家长和孩子的血型不一定相同,即使血型相同,输血也可能会引起"输血相关性移植物抗宿主病",而且血缘越亲,发生抗宿主病的危险越大。除此之外,献出的血液并不是马上可以应用于治疗。为了确保血液的质量安全,采集的新鲜血液需要经过一系列的检测、加工后才会用于临床治疗。

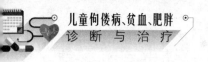

什么是输血相关性移植物抗宿主病

　　人体内的细胞、组织和器官都有着属于自己的一套识别信号,免疫系统通过这套信号来区分哪些是"本地土著",哪些是"外来入侵物种",从而保护自身细胞,杀死外来侵犯的细胞。我们以一对父子来举例,父亲作为供血者,儿子作为受血者。因为父亲和儿子之间的免疫信号太相似了,儿子体内的免疫系统很容易把输进体内的父亲的血液当成"自己人",轻轻松松就把它们放进来了。但是新输进来的血液可不是那么好惹的,血液里的淋巴细胞会不断繁殖,不断壮大,而后反客为主,起兵造反,反过来去攻击儿子体内的组织器官,导致人体的损伤,甚至死亡。

为什么家长可以给孩子造血干细胞移植

　　影视剧里还常常会提到造血干细胞移植,那么为什么家长不能给孩子输血,却可以进行造血干细胞的移植呢?前面我们已经讲到造血干细胞移植相当于把整个"造血工厂"搬过来,给孩子一个新的造血系统。但是比起单单移植一个"产品"(血液),移植一整个"造血工厂"(骨髓)的要求非常严苛。只有在识别信号相同,每一个细节都对应匹配上的条件下,孩子的身体才会接纳一整个"造血工厂"。可想而知,要想在茫茫人海中找到一个完全匹配的人是多么困难。近亲之间的免疫信号相似,所以目前的造血干细胞移植大多数都是近亲之间的骨髓配型。

孩子接受造血干细胞移植就可以一劳永逸吗

家长一定要避免产生把造血干细胞移植治疗当作保险箱的错误认识。造血干细胞移植治疗是一种高风险的治疗,本身就有 10%～20% 的治疗相关死亡率,因此家长一定要正视造血干细胞移植治疗所带来的各种高风险并发症。除此以外,造血干细胞移植治疗也不是一种百分之百起作用的治疗方法,仍然有 1/3 左右的孩子会在移植以后复发,因此家长必须正确认识造血干细胞移植治疗的客观疗效,不要因为移植的效果不太好或者作用不大,就放弃了孩子的后续治疗。

贫血患者的日常保健

注意休息

　　贫血的孩子要多休息，休息可以减轻孩子心肺的负担，减轻缺氧的状况，重度贫血的孩子要限制日常活动，尽量卧床休息，否则突然改变体位容易发生晕厥，造成意外。虽然贫血的孩子往往不能进行正常或者剧烈的体育锻炼，容易出现头晕、恶心等低氧症状，但这并不意味着贫血的孩子绝对不能进行任何形式的运动，轻度或者中度贫血的孩子，可以保持适量的运动。适量的运动也有助于孩子抵抗力的增强。

合理饮食

　　贫血的孩子需要合理的饮食。家长应当为孩子准备高蛋白、高热量、多种维生素以及富含无机盐的饮食，通过食物帮助孩子恢复造血功能。此外，饮食还要清淡，容易消化，避免辛辣、过热以及刺激性。如果孩子在贫血的同时有口腔疼痛和口腔黏膜溃疡，要鼓励孩子自主进食，可以少食多餐，多饮水。

预防感染

由于贫血的孩子抵抗力比较低,容易发生感染,因此居室的环境要安静,空气要流通,每天通风 2～3 次,保持室内适宜的温度和湿度(适宜的温度是 26～28 ℃,适宜的湿度是 45％～65％),减少陪伴和探视的人员。观察孩子有没有咽痛、咳嗽、流涕等上呼吸道感染以及呕吐、腹痛、腹泻等消化道感染的症状。皮肤在缺氧的情况下容易发生破溃和压疮,所以及时给孩子做好皮肤的清洁,卧床休息的孩子需要定时翻身,预防压疮的发生。尽量少带孩子到公共场所人多的地方去,注意不要和其他病人接触,避免交叉感染,感染也会使得贫血进一步加重。

恢复生活自理能力

严重贫血的孩子需要卧床休息 1～2 个星期,等到贫血的症状缓解以后,可以根据孩子的身体状况,进行适宜的锻炼。在锻炼的时候,需要缓慢增加孩子的活动量,不可一次性进行过多的活动。首先是床上运动,然后鼓励孩子进行床边活动,再根据孩子活动后的情况适当增加活动量,使得孩子逐步能够完成简单的日常活动,比如如厕、洗漱、进食等等。在整个活动过程中,如果孩子出现了头晕、眼花、呼吸急促、心跳加快等症状的时候,帮

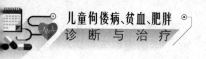

助孩子卧床休息,增加头部的血液供应,适当减轻活动量,以免意外的发生。

保持心情愉悦

营造安静、温馨的休息环境,家长陪伴在孩子身边,耐心倾听孩子,缓解孩子紧张、焦虑的情绪,增强孩子治愈疾病的信心,配合医护人员的治疗和护理工作。

缺铁性贫血的基础知识

什么是铁元素 ⊃

铁元素是人体所必需的,含量最多却又最容易缺乏的元素。它除了在血红蛋白的合成中担任重要作用,还是人体中几十种酶的主要成分。因此,铁元素是孩子成长过程中必不可少的一个元素。

胎儿体内的铁元素是怎么来的 ⊃

胎儿时期的铁元素来自母亲。胎儿从母亲体内主动获得铁,不论母亲体内铁储存量是高还是低,母亲总是无私地向胎儿运送铁元素,尤其是母亲怀孕最后 3 个月胎儿获得的铁最多,每天大约可获得 4 毫克。胎儿从母亲体内获得的铁大部分(约2/3)用于合成血红蛋白。足月出生的孩子体内储存的铁可供出生后 4～6 个月使用,而早产的孩子体内储存的铁则会大大减少。

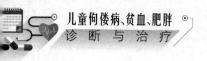

出生以后孩子体内的铁元素是怎么来的

出生后孩子体内的铁的来源有两个,外源性铁和内源性铁。

外源性铁主要是孩子通过进食摄入食物中所含的铁,占人体铁摄入量的1/3。食物当中的铁元素又分为血红素铁和非血红素铁。动物性食物含铁量高且为血红素铁,吸收率达10%~25%,植物性食物中的铁为非血红素铁,吸收率在1.7%~7.9%。

内源性铁是由孩子体内红细胞衰老破坏以后释放出来,占人体铁摄入量的2/3。每天人体内约有1%的红细胞衰老破坏释放出铁元素,几乎全部被再利用,很少排出体外。

铁元素是如何被吸收的

食物中的铁元素主要是以Fe^{2+}的形式在人体的十二指肠和空肠上段被吸收。非血红素铁大多是Fe^{3+},需要转变为Fe^{2+}才能被吸收。血红素铁的吸收则不同,它可直接进入细胞内发挥作用。

哪些因素会影响铁元素的吸收

人体的肠道对于铁元素的吸收主要受到两个方面的影响，一个是膳食中铁元素的性质，以及同时进食的其他食物的影响，另一个是人体肠道对于铁元素吸收的调节。

食物中铁元素的性质如何影响铁元素吸收

前面我们已经讲到食物中铁元素分为血红素铁和非血红素铁。血红素铁主要来自肉、鱼所含的血红蛋白和肌红蛋白，吸收率和利用率都比较高，并且很少受到人体肠道内环境的影响。非血红素铁存在于大米、小麦、玉米、花生的糠皮以及植物的木质素中，吸收率低并且容易受到同餐进食的其他食物成分的影响，比如草酸、咖啡因、植物纤维等都可与铁形成不溶性的铁盐，从而抑制铁元素的吸收，而维生素C、果酸、氨基酸等可促进铁元素的吸收。

人体肠道如何调节铁元素吸收

人体肠道摄取铁元素的多少随着体内需要铁元素的多少而

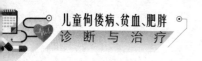
定,受到体内铁元素储存的高低的影响,储存量多的时候,吸收率就低,储存量少的时候,吸收率就高。儿童青少年生长发育快,对于铁元素的需要量高,铁元素储存低,吸收率就高,在健康快速生长的儿童吸收可高达 35％。

人体内铁元素是如何发挥作用的

人体内 2/3 的铁元素用于合成血红蛋白。当体内铁元素缺乏的时候,会影响血红蛋白的合成从而引起贫血。

3％～5％的铁元素用于合成肌红蛋白。骨骼肌和心肌中肌红蛋白能够储存氧气,肌肉缺氧的时候,肌红蛋白能够释放氧气用于肌肉的收缩。当铁元素缺乏的时候,肌红蛋白合成减少从而影响肌肉收缩,人体容易出现乏力。

铁元素还参与含铁酶的组成,促进铁依赖酶的活性,这些酶只有在含铁的环境中或者是铁充足的情况下才能够发挥作用,完成生理功能。

为什么要给孩子额外补铁

出生以后,足月的孩子因为“生理性溶血”的原因,红细胞破坏释放出铁元素供身体使用;“生理性贫血”的时候孩子骨髓造血的功能暂时性低下,对铁元素的需求量降低;再加上孩子从母亲体内获得的铁元素足够生后 4～5 个月内的需要,所以早期不容易发生缺铁。但是对于早产的孩子来说,由于体内储存的铁元素少,对于铁元素的需要又大于足月儿,再加上母乳中含有的铁元素不够(仅 0.3～1.0 mg/L),所以需要额外补充铁强化剂。

到了 4 个月之后,孩子从母亲体内获得的铁元素逐渐耗尽,加上生长发育迅速的原因,对于铁元素的需要量大于人乳和牛乳能够提供的量,体内储存的铁用完就会发生缺铁,所以要及时给孩子额外添加富含铁的辅食。

儿童期的孩子一般较少缺铁,这个时候孩子发生缺铁主要原因有三个。第一个是孩子偏食,使得摄取的铁元素不足,第二个是食物搭配不合理,使得铁元素的吸收受到抑制,第三个是肠道慢性失血,使得铁元素丢失过多。

青春期的孩子由于生长发育迅速,对于铁元素的需要量增加。此外女孩初潮以后如果月经过多也会造成铁元素的过多丢失。

人体对于铁元素的需要量是多少

孩子除了每天需要补充损失的铁元素以外,还需要摄入足够量的铁元素以满足其生长发育所需,所以孩子每天对于铁元素的需要量相对于成人而言更多一些。

根据美国 2015～2020 膳食指南,各个年龄组儿童每日膳食

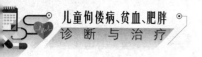
铁的摄入量为 1～3 岁 7 mg，4～8 岁 10 mg，9～13 岁 8 mg，
14～18 岁女性 15 mg，14～18 岁男性 11 mg。中国营养学会
2013 年提出的我国儿童不同年龄段铁元素的每日推荐摄入量与
美国相仿，见下表。

不同年龄段铁元素的需要量

年龄(岁)	平均需要量(mg/d)	推荐摄入量(mg/d)
0～0.5	—	0.3
0.5～1	7	10
1～4	6	9
4～7	7	10
7～11	10	13
11～14(男)	11	15
11～14(女)	14	18
14～18(男)	12	16
14～18(女)	14	18

什么是铁缺乏

铁缺乏是指全身铁含量不足以维持正常生理功能的一种状态。血清铁蛋白在 5 岁以下儿童中＜12 ug/L，在 5 岁及以上儿童中＜15 ug/L。铁元素缺乏是儿童最常见的营养元素缺乏。

铁缺乏对人体有什么危害

(1) 对造血系统的影响

铁是合成血红蛋白的原料,当铁缺乏的时候会使得血红蛋白合成减少,导致缺铁性贫血。

(2) 对组织代谢的影响

铁的减少可使得含铁的酶和依赖铁而发生作用的酶活性下降,从而影响体内重要的代谢过程,使得组织和细胞的正常功能受阻,出现各种症状。

(3) 对消化系统的影响

缺铁可引起胃酸分泌减少,肠黏膜萎缩,慢性胃肠炎,影响胃肠道的正常消化吸收,从而可导致营养缺乏症和吸收不良综合征等。

(4) 对肌肉组织的影响

缺铁的时候人体肌红蛋白的合成受到阻碍,肌肉组织得不到充足的氧气供应肌肉运动容易发生疲劳、乏力、劳动力减退等。

(5) 对神经系统的影响

铁的减少可使得铁依赖的酶活力下降,神经递质功能发生改变,孩子会出现反应低下、注意力不集中、记忆力差、智力减退等症状。

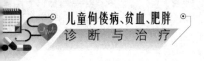

什么是缺铁性贫血

缺铁性贫血是指体内铁缺乏导致血红蛋白合成减少,因为血液检查显示红细胞的体积小于正常红细胞,所以又称为小细胞性贫血。缺铁性贫血是最常见的贫血类型。

缺铁和缺铁性贫血有什么关系

在缺铁性贫血出现之前,人体内先有储铁减少期,此时储存铁减少,但血红蛋白还没有减少。当储存铁进一步减少,血清铁浓度出现下降,制造血红蛋白的铁已经不足,但血红蛋白尚未下降,那就到了红细胞生成缺铁期。等到了最后阶段,血红蛋白也出现下降,就到了缺铁性贫血期。也就是说,缺铁到一定程度就会引起贫血,当血红蛋白检测发现血红蛋白下降的时候,机体内早就已经存在缺铁的情况了,对人体已经造成一定的损伤了。所以说,罗马城不是一夜建成的,缺铁性贫血也不是一朝一夕的事情,而是从正常的铁稳态,到铁缺乏,到铁限制红细胞生成,最终发展成为缺铁性贫血,这是一个逐渐进展的过程。

缺铁性贫血好发于什么年龄

缺铁性贫血多发生在孩子 6 月龄以后,以 6 月～3 岁最多见。这主要是由于这个年龄段的孩子生长发育迅速,对铁的需求量增加,当内源性或外源性铁吸收不足使得血红蛋白合成不足的时候,便会引起缺铁性贫血。母亲到怀孕晚期的时候,胎儿体内会储存一定的铁供出生后的前 4～6 个月使用,这个时候的孩子很少出现贫血。6 个月后,孩子体内储存的铁被消耗完,如果不及时给孩子添加辅食,或者孩子的饮食结构不合理等等原因,导致孩子体内的铁亏空,无法合成血红蛋白,就会发生缺铁性贫血。

全球缺铁性贫血的发病情况如何

缺铁性贫血是世界性的健康问题。根据 WHO 的调查,在全球的范围内约有 16.2 亿人受到了缺铁性贫血的影响,这一人数大约是全球总人口的 25%,且儿童青少年缺铁性贫血的发病率在 25.4% 左右。不同地区、不同年龄组儿童缺铁性贫血患病率存在显著差异,欧美等发达国家的儿童缺铁性贫血患病率在 9%～12%,在非洲、东南亚等发展中国家,儿童缺铁性贫血的患病率高达 45%～65%。学龄前儿童缺铁性贫血患病率在发达国

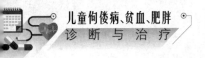
家为 17％,在发展中国家为 42％;学龄期儿童缺铁性贫血患病率
在发达国家为 9％,在发展中国家为 33％。

我国缺铁性贫血的发病情况如何

缺铁性贫血在我国儿童中的比率非常高。我国 0～14 岁儿
童缺铁性患病率为 19.9％,1 岁以下婴儿患病率为 22％～31％,
1～3 岁幼儿为 14％～29％, 3～6 岁学龄前儿童为 7％～26％,
且农村儿童发病率明显高于城市儿童。随着生活水平的改善,
各种营养缺乏症都已经明显减少,但是缺铁性贫血仍然是常见
的威胁小儿健康的营养缺乏症。

缺铁性贫血对人体有什么危害

缺铁性贫血会影响孩子的神经系统。缺铁性贫血会损伤孩
子的神经认知发育,包括视觉和听觉处理速度减慢。即使在铁
剂治疗纠正贫血之后,发育评估指标的改变仍然存在。而更严
重和慢性的缺铁性贫血患儿神经认知功能更差。所以,缺铁性
贫血会影响孩子的神经发育、智力水平和学习成绩。此外,孩子
在生长发育过程中大脑的耗氧量占全身耗氧量的一半,贫血会
使得大脑摄氧能力下降,脑组织缺氧,孩子的记忆力、注意力和
情绪控制能力都会受到影响。

缺铁性贫血会影响孩子的消化系统。人体内很多酶的构成需要铁的参与或是依赖铁而发生作用,缺铁会使得这些酶的活力降低,胃酸分泌减少,脂肪吸收不良,孩子的消化功能减弱,食欲下降,长此以往可导致生长发育迟缓。此外,孩子还可能因为味觉异常引起异食癖,喜欢吃泥土、油漆、毛发等等,可进一步导致铅中毒、肠梗阻、肠道寄生虫等并发症。

缺铁性贫血会影响孩子的免疫系统,铁作用于免疫细胞时,能促进免疫细胞发挥作用,如果孩子体内缺铁,免疫细胞无法正常运作,孩子的免疫功能下降,抵抗力变差,更容易感冒、腹泻。

缺铁性贫血会影响孩子的骨骼肌肉系统,让孩子的肌肉变得软弱无力,运动能力下降,动作发育受到影响。

缺铁性贫血的病因有哪些

每一个健康足月的孩子都会从母亲那里继承到一座"铁仓库"。这座仓库里的铁通常够孩子用到出生以后的4～6个月,之后就需要孩子通过外部摄入。因此孩子发生缺铁性贫血主要有这五个原因:出生的时候继承得不够,外部铁摄入不足,生长发育过快,胃肠道吸收不良,铁丢失过多。

(1) 先天性储铁不足:母亲怀孕期间患有缺铁性贫血、双胎、早产(胎龄越小,铁储备量越小)、孩子的血通过脐带回输了一些给母亲等等都会增加孩子在6月龄内患缺铁性贫血的风险。

(2) 铁摄入不足:膳食营养元素缺乏是引起儿童尤其是婴幼

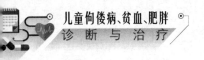

儿缺铁性贫血发生最常见的原因。摄入不足的主要原因有喂养不当、饮食结构不合理及食物供应不足。

（3）生长发育过快：婴幼儿和青春期的孩子生长发育快，对铁的需求量大。未及时添加富含铁的食物容易引起缺铁性贫血。

（4）铁吸收障碍：食物中的铁主要以二价的形式在十二指肠和空肠上段被吸收。胃酸有助于 Fe^{3+} 转化为 Fe^{2+}，如果孩子经历胃肠道手术特别是胃大部分切除术/十二指肠切除术，或者使用影响胃酸分泌的药物，均会导致铁吸收减少。

（5）铁丢失过多：慢性失血可导致铁丢失，其致病常较为隐匿，其中以消化道慢性失血最常见。原因包括牛奶过敏、消化道畸形、胃肠道疾病、寄生虫感染等等。

铁摄入不足具体有哪些原因呢？

① 母乳喂养到孩子 6 月龄仍未开始补铁：健康足月的孩子差不多到 4～6 个月时出现铁亏空，这个时候就需要添加富含铁的辅食，增加铁储备。

② 配方奶铁强化不足：婴儿配方奶的营养配方表中最低铁含量应当达到 6.7 mg/L（5 mg/100 g）。

③ 过早给孩子转为鲜牛奶喂养：在 1 岁之前给孩子转为牛奶喂养容易引起孩子牛奶蛋白不耐受，增加肠道失血的风险。

④ 1 岁之后过量摄入牛奶：每日饮用超过 700 ml 的牛奶也是导致孩子铁缺乏的重要因素，因为牛奶中的铁含量低，生物利用度也低，且喝太多的牛奶会占据胃的空间，影响其他高铁食物的摄入。

⑤ 膳食来源的铁元素生物利用度不高：与非血红素铁的膳食（蔬菜）来源相比，血红素铁的膳食（红肉、动物肝脏等）来源的铁元素生物利用度更高，所以素食的孩子发生铁缺乏的风险更高。

⑥ 食物影响铁元素的吸收：孩子经常食用茶、麸皮食物和植物纤维会抑制铁元素的吸收。

缺铁性贫血的临床表现

缺铁性贫血的孩子会有哪些表现

俗话说"人是铁",这是有一定道理的。人体需要铁元素来制造血红蛋白。当身体里的铁元素不足的时候,血红蛋白就无法正常合成,体内的氧气量就会减少。血液中没有足够的氧气,人体就会感到疲倦乏力,虚弱气短,严重的时候会出现一过性的晕厥。

红细胞中的血红蛋白使得血液呈现红色,当缺铁使得血红蛋白合成减少的时候,孩子的皮肤就会失去健康的颜色,变得苍白。这种苍白的颜色可以出现在全身,也可以局限于一个区域,包括颜面部、眼睑、嘴唇、牙龈、指甲。

缺铁性贫血会减少毛发生长的细胞所需的氧气量。当皮肤和毛发缺氧的时候,它们会变得虚弱,表现为皮肤干燥,毛发枯黄,容易脱发。

缺铁性贫血会使得孩子的指甲变得脆弱,容易破裂,严重的可出现匙状甲,表现为指甲中部扁平或凹陷,边缘凸起,呈现出勺状的圆形外观。

缺铁性贫血会让孩子出现厌食、舌乳头萎缩、胃肠功能减弱,严重的时候会出现吸收不良综合征、异食癖。

此外，缺铁会使得孩子体内的免疫细胞无法正常运作，孩子的免疫功能下降，抵抗力变差，常常发生各种感染，并且迁延难愈，还可反复感染。

什么是异食癖

有些缺铁性贫血的孩子会表现出对奇怪的食物或非食物的渴望，比如泥土、粉笔、纸张、毛发、冰等等，这种表现被称为"异食癖"。异食癖会对孩子的身体产生极大的危害。异食癖容易伴随重金属中毒，而这些有毒的矿物质容易作用于孩子的神经，造成神经损伤。异食癖会让孩子身体的功能发生紊乱，不仅会导致心理障碍、行为障碍，甚至会增加心理扭曲风险，引发犯罪行为。

缺铁性贫血的诊断

如果孩子出现了缺铁性贫血的相关临床表现,家长要及时带孩子到医院就诊。医生会询问相关情况,包括母亲孕期的情况、孩子出生情况、喂养情况、患病情况等以查找是否存在缺铁的原因,并进行血常规和铁代谢的检查。

缺铁性贫血的孩子血液检查有什么表现

如果孩子存在缺铁性贫血,那么血液检查将会有以下表现:血常规检查报告中血红蛋白下降,平均红细胞浓度、平均红细胞体积以及平均红细胞血红蛋白含量也会出现不同程度的降低,所以缺铁性贫血也被称为"小细胞低色素性贫血"。铁代谢检查中血清铁蛋白、血清铁以及转铁蛋白饱和度下降,总铁结合力上升。

需要注意的是,虽然铁蛋白检查诊断缺铁性贫血敏感性最高,铁蛋白反应铁储备,是缺铁时最早下降的指标,但是对于存在感染或炎性疾病的孩子,铁蛋白用于诊断的准确度就会降低,因为铁蛋白也是一种急性期的反应物。

小细胞低色素性贫血就是缺铁性贫血吗

小细胞低色素性贫血不一定是缺铁性贫血哦。小细胞低色素性贫血中最常见的是缺铁性贫血,此外它还包括了慢性病贫血、地中海贫血和铁幼粒细胞贫血。

检查微量元素就能知道孩子是否缺铁吗

有些家长误以为微量元素检查中血清铁正常就代表不缺铁,其实缺铁与否的主要判断标准是血清铁蛋白,和血清铁是两个不同的指标,不能互相替代。

医院只能检查血常规怎么办

有些医院因为化验条件的限制,无法做铁代谢等检查。医生通过病史及血常规检查给孩子做出缺铁性贫血的初步诊断之后,会给孩子用上铁剂治疗,如果治疗有效,可进一步证实最初的诊断正确,这种方法我们称之为:诊断性治疗。诊断性治疗之后如果孩子的血红蛋白水平无明显改善,或者贫血进一步加重,那么我们就需要对孩子进行更加全面的检查,需要警惕其他疾病,比如轻型地中海贫血、维生素 B_6 缺乏、慢性贫血。

缺铁性贫血的治疗

缺铁性贫血治疗的关键是什么

当孩子确诊为缺铁性贫血后,要尽可能查找导致缺铁的原因和基础疾病,并采取相应措施祛除病因,如纠正厌食和偏食等不良饮食行为习惯、治疗慢性失血疾病等。

缺铁性贫血如何通过饮食进行治疗

轻度缺铁性贫血的孩子,可以通过食补来改善缺铁性贫血。

(1) 6 月龄以内的孩子如何进行食补

6 月龄以内的孩子,如果是母乳喂养,母亲可以在医生的指导下服用补铁药物。如果是混合喂养或配方奶喂养的孩子,可以选择铁强化的配方奶粉。家长在选用配方奶的时候注意包装上的营养成分表,含铁量应当不少于 6.7 ml/L,单位换算之后大致为不少于 5 mg/100g。

(2) 6 月龄以上的孩子如何进行食补

对于 6 个月以上已经添加辅食的孩子,我们可以通过添加高铁辅食来改善孩子机体铁缺乏状况。食物当中的铁主要有两种形式:一种是非血红素铁,另一种是血红素铁。非血红素铁主要存在于植物性食物中,比如黑芝麻、白蘑菇、黑木耳及绿色蔬菜等。由于受到其他食物成分的干扰,植物性食物的铁吸收效果比较差,吸收率在1.7%～7.9%。血红素铁主要存在于动物性食物中。富含血红素铁的食物主要有肝脏、血块、禽畜肉以及鱼类等,吸收率要明显高于非血红素铁,可达10%～25%。所以,缺铁性贫血的孩子以补充富含血红素铁的食物为宜。

(3) 常见食物中铁元素含量是多少

以下列举了常见食物中铁元素的含量。

常见食物中铁元素的含量

血红素铁	铁含量(mg/100 g)	非血红素铁	铁含量(mg/100 g)
鸭血	30.5	黑木耳(干)	97.4
蛏子	33.6	紫菜(干)	54.9
鸡血	25	芝麻(黑)	22.7
鸭肝	23	口蘑(白蘑)	19.4
猪肝	22.6	扁豆(干)	19.2
海参	13.2	豆腐皮	13.9
海虾米(虾仁)	11(0.6)	香菇(干)	10.5
猪血	8.7	芝麻酱	9.8
鹅肝	7.8	葡萄干	9.1
蛋黄	6.1	酱油	8.6
猪肾	6.1	黄豆	8.2
羊肉	3.9	山核桃	6.8
牛肉	3.4	香大米	5.1
猪肉	3	花生	3.4
鲈鱼	2	菠菜	2.9

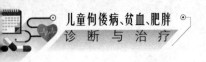

(4) 哪些食物会影响铁元素的吸收

有效补充维生素 C 可以提高孩子对铁元素的吸收率。维生素 C 的补充主要依靠蔬菜以及水果。每天让孩子摄入一定数量的蔬菜和水果,可以较大程度地提高维生素 C 水平,从而促进孩子的铁元素吸收。而植物纤维、茶、咖啡、蛋、牛奶、谷物麸皮、高精面粉等可抑制铁元素的吸收。

在日常膳食中,建议给孩子多食用以下可提高铁吸收的食物。

① 水果类:橙子、橘子、葡萄柚、菠萝、草莓、哈密瓜、猕猴桃、覆盆子

② 蔬菜类:灯笼椒、西兰花、甘蓝、土豆、菜花、绿叶菜

③ 肉类:红肉、动物肝脏、血泥

(5) 如何帮助孩子更好地补充铁和吸收铁

以下推荐了一些膳食方案可以帮助孩子更好地补充和吸收铁元素。

① 6～7 月龄的孩子每日饮食:母乳/配方奶＞600 ml＋高铁米粉 20 g＋辅食类(蔬菜 20 g＋水果 20 g＋肉蛋 20 g)

② 8～10 月龄的孩子每日饮食:母乳/配方奶 600 ml＋高铁米粉 30 g＋辅食类(蔬菜 40 g＋水果 40 g＋肉蛋 40 g)

③ 10～12 月龄的孩子每日饮食:母乳/配方奶 600 ml＋高铁米粉 40 g＋辅食类(蔬菜 50 g＋水果 50 g＋肉蛋 50 g)

(以上数值为大致范围,可根据个体情况自行调整)

(6) 食疗补铁有哪些误区

① 菠菜中的含铁量比较高,很多家长会给孩子煮菠菜水喝,

但其实这种做法并不科学。虽然菠菜中的含铁量比较高,但是菠菜中所含的铁是非血红素铁,而且同时含有大量草酸,会影响铁的吸收。家长要想通过菠菜来达到补铁治疗的效果恐怕会事与愿违。

② 红豆和红枣能补铁。红豆和红枣外表红彤彤的,是深入人心的"补血良品",但其实红豆和红枣里的主要成分是碳水化合物,含铁量并不高,并且吸收率非常低,不推荐给贫血的孩子食用。

③ 多吃红糖能补血。红糖是甘蔗榨汁浓缩形成的带蜜糖,主要功能是作为碳水化合物提供热量,它保留了较多甘蔗的营养成分,能迅速补充体力,被称为"东方的巧克力"。有些家长会给孩子喝红糖水,但其实红糖并没有补血的作用,反而会导致孩子体重的增加。

④ 铁锅做菜能补铁。此"铁"非彼"铁",食物中的铁分为二价铁和三价铁,人体可吸收二价铁,不能吸收三价铁,而铁锅溶出的铁是三价铁,需要还原成二价铁才有机会被人体吸收,转化量微乎其微。所以,铁锅做菜补铁是没有用的。

缺铁性贫血如何进行药物治疗

中重度缺铁性贫血的孩子,在食补的基础上还要遵照医嘱通过铁剂进行补铁。

(1) 铁剂的种类有哪些

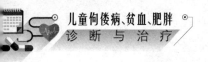
目前临床上治疗性铁剂有口服铁和静脉铁两种。口服铁给药方便,价格低廉,相对安全,但存在胃肠道不良反应,且纠正贫血速度慢。注射铁剂容易引起不良反应,故应谨慎使用。

(2) 口服铁剂有什么优点和缺点

	缺点	代表	优点
第一代铁剂	硫酸亚铁、氯化亚铁、碳酸亚铁、焦磷酸铁、焦磷酸亚铁、焦磷酸铁钠、磷酸铁钠	含铁量高,有一定疗效,价格低廉	明显铁锈味,性质不稳定,生物利用度差,刺激上消化道容易出现呕吐、腹痛、腹泻等,无法坚持服用,铁在肠道残留容易便秘
第二代铁剂	葡萄糖酸亚铁、乳酸亚铁、富马酸亚铁、琥珀酸亚铁	对胃的刺激反应明显减少,患儿易接受	性质不稳定,生产和储存困难,易产生异味
第三代铁剂	多肽铁螯合物、血红素铁、多糖铁、富铁酵母	吸收效果好,胃肠道不良反应小,口感好	制造成本高,价格昂贵

(3) 口服补铁有哪些注意事项

① 铁剂一般有片剂和口服液两种类型。液体类型的铁剂容易让孩子的牙齿暂时性变成灰黑色,因此对于已经长牙的孩子,建议使用吸管,或者在孩子喝完药以后给孩子喝点水或者漱口。服用片剂类型的铁剂的时候,直接用水送服,避免咀嚼。

② 铁剂会对孩子的胃肠道产生刺激,引起恶心、呕吐,所以避免孩子在空腹的情况下服用铁剂,要在吃饭以后或者两餐之间服用,以减轻不良反应。

③ 维生素C可以促进铁的吸收,服用铁剂的同时可以给孩子服用维生素C或者果汁。

④ 孩子在服用铁剂的时候,要避免同时服用含钙的食物比如母乳、配方奶、豆制品、锌、碱性类食物、四环素类抗生素,这些都会妨碍铁的吸收。如果两者必需要服用,建议之间要间隔3个小时以上。

⑤ 在口服铁剂治疗期间,孩子大便的颜色会变成褐黑色,就像消化道出血一样,很多家长很是担心。对此不必紧张,这是铁和大肠内的硫化氢发生反应的结果,等到孩子停用铁剂后就会恢复正常。

⑥ 铁剂一般需要服用到血红蛋白和红细胞达到正常水平后至少6～8周,以增加孩子体内的储存铁,防止贫血再次发生。

⑦ 如果孩子在补铁治疗4～6周后复查血红蛋白上升小于10 g/L,需要进一步检查明确病因。

⑧ 补铁要坚持"小量、长期"的原则。家长要严格按照医生的医嘱服药,切勿为了让孩子能早点纠正贫血,擅自加大用药剂量,以免发生铁中毒。铁中毒的表现为:头晕、恶心、呕吐、腹痛、腹泻等,严重者可导致昏迷、惊厥,甚至死亡。

(4) 什么时候会用注射铁剂进行缺铁性贫血的治疗

以下情况可以考虑给孩子使用注射铁剂治疗缺铁性贫血:

① 缺铁性贫血诊断明确,但孩子口服铁剂治疗后治疗效果不佳的;

② 孩子口服后胃肠反应严重,虽改变制剂种类、剂量以及给药时间仍没有改善的;

③ 孩子存在胃肠疾病以及经历了胃肠手术无法给予口服铁剂治疗或口服治疗吸收不良的。

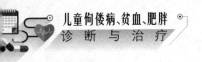

缺铁性贫血治疗后什么时候复查

有些家长觉得孩子贫血不是什么大病,补了铁就能好转,或者因为自己工作忙,没有遵医嘱定期带孩子到医院复查。在此提醒,孩子诊断缺铁性贫血后至少来医院复诊三次。

(1) 第一次:确诊 2 周左右

补铁之后,最初上升的血液学指标并不是血红蛋白,而是网织红细胞。网织红细胞是红细胞未成熟的阶段,是反映骨髓红系造血功能以及判断贫血治疗疗效的重要指标。补铁 3~4 天网织红细胞开始升高,7~10 天达到高峰,2~3 周降至正常。而补铁 2 周之后,孩子的血红蛋白才开始上升。因此,口服治疗铁剂的初期,判断补铁治疗是否有效,需要检测网织红细胞。

(2) 第二次:确诊一个月后

经过规范的补铁治疗,一个月后孩子的血红蛋白应当能上升 10 g/L 以上,如果没有达到既定的目标,那么医生就会仔细寻找潜在的原因,及时完善各项化验检查,寻找可能遗漏的病因。

(3) 第三次:确诊三个月后

确诊三个月后带孩子复诊主要是为了看一下孩子的贫血是否完全纠正,红细胞的大小是否恢复正常。很多家长在看到孩子贫血纠正了以后马上就给孩子停服铁剂了,这样做是不对的。在孩子血红蛋白恢复正常后,需要继续补铁 6~8 周,这样做的目的是为了增加孩子体内的储备铁。打个比方:孩子缺铁好比家里缺钱,把钱还清只是解决了暂时的困境,还要往银行里存一些钱,这样等家里再需要着急用钱的时候,就不会缺钱了,同样的道理,孩子体内储备了足够的铁,孩子后面碰到一些额外用铁的时候比如急性感染,就不会发生贫血啦。

缺铁性贫血的预防

研究发现,即使孩子体内储存的铁得到恢复,早期损伤仍然无法逆转,因此进行预防也就非常重要。

(1) 母亲孕期膳食中应当要有足够的铁,不足的时候要及时补充,特别是怀孕的最后 3 个月,以防止母亲严重缺铁。鼓励母亲在孕期多吃富含铁的食物,每餐应当有鱼、肉等动物性食物,饭后适当摄入富含维生素 C 的水果或服用维生素 C 片 100~200 mg,以促进铁的吸收。必要的时候可以适当补充铁剂,以给胎儿提供充足的铁储存。

(2) 大力提倡母乳喂养至少 4 个月,最好能够延长至 6~9 个月,因为母乳中的铁最容易被孩子所吸收。如果不能母乳喂养的时候,尽量选择富含铁的婴儿配方奶粉,少用铁含量低(铁含量少于 6.7 mg/L)的配方奶。家长在选用配方奶的时候注意包装上的营养成分表,含铁量应当不少于 6.7 mg/L,单位换算之后大致为不少于 5 mg/100 g。

(3) 孩子 4~6 个月的时候,家长要适时适量为他们添加辅食。给孩子添加辅食的时候,可以选择含铁比较多的食物,比如强化铁米粉、动物血泥、肉泥、鱼泥、肝泥、蛋黄等。添加辅食的时候,应当遵循从少到多,从稀到稠,从一种到多种的原则,根据孩子的消化能力逐渐增加。每次添加一种新的辅食的时候,应观察 3~7 天孩子有无皮肤瘙痒、出现皮疹、大便性状改变等过敏的表现。补铁应当持续到 1 岁末,最好能够到 2 岁。

(4) 1 岁之内避免喝纯牛奶。普通牛奶中铁的含量是很低的,而且也不容易被吸收。同时普通牛奶还会抑制其他食物中铁的吸收。因此 1 岁以内避免母乳和婴儿配方奶以外的其他牛奶喂养。此外 1~5 岁的儿童,每日饮用超过 700 ml 的奶会增加铁缺乏的风险。

(5) 幼儿期的孩子要注意食物的均衡和营养,纠正挑食、偏食等不良习惯,多采用含铁量多、吸收率高的食物,保证足够的动物性食物和豆类制品。维生素 C 可以促进铁的吸收。孩子在食用富含铁的食物的同时,还可以准备一些富含维生素 C 的蔬菜和水果。

(6) 青春期的孩子尤其是女孩,鼓励进食一定量的肝脏和红肉类食物,同时保证蔬菜和水果,促进铁的吸收。

(7) 家长应当及时发现会引起缺铁的病因。孩子不良的饮食习惯或营养供应不足;胃肠道畸形、息肉、消化道溃疡、钩虫病等致肠道慢性失血;长期的呕吐、腹泻及急慢性感染影响肠道吸收,这些都可引起缺铁性贫血。部分孩子在出现贫血之前可表现出神经精神改变,如烦躁不安,对周围环境不感兴趣等等。

(8) 家长要定期带孩子进行健康检查,尤其是缺铁的高危儿童,包括早产儿、低出生体重儿、4~6 月龄仍纯母乳喂养而未添加富铁食物,或未采用铁强化配方乳补充的孩子以及单纯牛乳喂养的孩子。

缺铁性贫血患者的日常保健

(1) 注意休息

患有缺铁性贫血的孩子要注意多休息,重度缺铁性贫血的孩子需要卧床休息,保证充足的睡眠,以免发生晕厥导致意外发生。轻中度缺铁性贫血的孩子在获得良好休息的情况下,可以进行适当的日常活动,这样有利于强健体魄,增强身体的免疫力,帮助身体免受许多疾病的侵扰。

(2) 合理饮食

母乳中的铁最容易被人体所吸收,所以提倡母乳喂养至少4个月,最好能够延长至6～9个月。如果不能进行母乳喂养,尽量选择富含铁的婴儿配方奶粉。对于已经添加辅食的孩子,要纠正挑食偏食,帮助孩子建立良好的饮食习惯,多吃猪肉、牛肉、内脏等富含血红素铁的食物。不合理的饮食结构或搭配往往不利于铁的吸收,贫血的孩子需要每天摄入一定量的蔬菜和水果以提高维生素 C 水平从而促进铁吸收,此外要给孩子尽量少食用茶、咖啡等影响铁吸收的食物。

(3) 预防感染

由于患有缺铁性贫血的孩子抵抗力较低,容易发生感染。用温水给孩子洗澡或擦浴皮肤,适当涂抹护肤品保持皮肤滋润。经常给孩子修剪指甲,防止过长或断裂的指甲抓破皮肤。帮助孩子养成早晚刷牙漱口的良好习惯,保持口腔清洁,以免发生口腔内感染。尽量少到公共场所人多的地方去,注意不要和其他病人接触,避免交叉感染。

巨幼红细胞性贫血的基础知识

什么是叶酸

　　叶酸又称为维生素 B_9，属于水溶性 B 族维生素。1920～1930 年，英国皇家自由医院的病理学家、血液学专家露西·威尔斯在印度工作的时候发现可以用酵母或酵母提取液治疗孕妇的巨细胞贫血，于是将酵母提取液的物质称为"威尔斯因子"。1941 年，美国生物化学家艾斯芒·斯奈尔从菠菜叶子中分离出"威尔斯因子"，将它称为"叶酸"。1945 年，开始有化学合成的叶酸用于治疗巨细胞贫血，特别是难治性巨细胞贫血。

人体内的叶酸是怎么来的

　　因为人体自身不能合成叶酸，所以必须从食物中获得。叶酸有天然叶酸和合成叶酸之分。天然叶酸广泛存在于动物性和植物性食物中，比如肉类、蘑菇、新鲜蔬菜、豆类和水果，但是叶酸很不稳定，光、热、酸都是它的"天敌"，烹饪、腌制等会让叶酸折损过半，所以真正吃下去的量比原本更少，而且天然叶酸不容易被人体所吸收，所以能够从食物中获得的叶酸并不多，很难满足人体需求。所以科学家们研究出来合成叶酸。相比天然叶酸,合成叶酸性质更稳定,更容易被人体吸收,成了大家的共同选择。

叶酸有什么作用?

叶酸在人体中发挥了非常重要的作用,最主要的生理功能是作为对细胞分裂至关重要的一碳单位的载体。由于一碳单位极不稳定,必须要依附在其他分子上,叶酸就像"快递小哥",负责把一碳单位运送到人体内需要它的地方。此外,叶酸还参与血红蛋白以及甲基化合物的合成。

人体对于叶酸的需要量是多少

中国营养学会2013年提出的我国儿童不同年龄段叶酸的每日推荐摄入量见下表。

不同年龄段叶酸的需要量

年龄(岁)	平均需要量(mg/d)	推荐摄入量(mg/d)
0～0.5	—	65
0.5～1	—	100
1～4	130	160
4～7	150	190
7～11	210	250
11～14	290	350
14～18	320	400

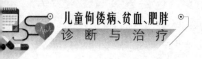
什么是叶酸缺乏

叶酸缺乏会经历 4 个阶段,第一个阶段表现为血清叶酸的降低,但此时红细胞内叶酸储备还未受到影响,为早期负平衡;当叶酸进一步被消耗,红细胞内叶酸储备减少的时候,就到了第二个阶段;第三个阶段,叶酸进一步减少导致出现 DNA 合成缺陷;第四个阶段,也是临床叶酸缺乏期,出现巨幼红细胞性贫血等症状。

叶酸缺乏有什么危害

叶酸缺乏的时候首先影响细胞增殖速度,比如造血组织。叶酸缺乏的时候骨髓里巨幼红细胞分裂增殖速度减慢,使得它停留在巨幼红细胞阶段而无法变成成熟红细胞,从而形成巨幼红细胞性贫血。母亲孕早期如果体内存在叶酸缺乏可引起胎儿神经管畸形,包括脊柱裂、无脑等中枢神经系统发育异常。

导致叶酸缺乏的原因有哪些

(1) 摄入不足

如果母亲在怀孕或哺乳的时候,体内缺乏叶酸,那么孩子也存在叶酸缺乏的风险。孩子绿叶蔬菜和新鲜水果摄入不足,或者摄入过多加工食物将会导致叶酸缺乏。此外,叶酸缺乏也多见于喝羊奶的孩子,羊奶中叶酸含量很低,约为母乳和牛奶的十分之一,用羊奶喂养孩子如果不另外补充叶酸,孩子容易发生巨幼红细胞性贫血,这种贫血称为"山羊乳贫血",我国西北地区就有这种病例。

(2)肠道吸收障碍

叶酸的吸收部位主要在人体的十二指肠及近端空肠。消化道疾病,比如慢性腹泻、慢性感染性肠炎、炎症性肠病等都可导致叶酸吸收不良。

(3)需求量增加

婴幼儿和青春期儿童生长发育快,叶酸需要量增加。患有肿瘤、严重感染等消耗性疾病的孩子体内叶酸消耗量增加,需要量也相应增加。叶酸摄入量不足会使得孩子体内叶酸缺乏。

(4)药物

药物是影响叶酸肠道吸收和代谢的常见原因。甲氨喋呤和磺胺为叶酸类似物,会影响叶酸代谢,是导致叶酸缺乏最常见的药物。长期使用广谱抗生素如青霉素、头孢菌素,会将正常肠道内部分含有叶酸的细菌清除,叶酸的供应减少,肠道对叶酸吸收也相应减少。长期服用抗癫痫药物也可导致叶酸缺乏。此外,维生素C缺乏与巨幼细胞性贫血的发生也有一定的关系。维生素C参与叶酸代谢的过程,维生素C缺乏可能有促使叶酸缺乏的作用,所以巨幼红细胞性贫血的孩子常常同时有维生素C缺乏。

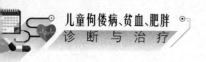

什么是维生素 B₁₂

维生素 B_{12} 也属于水溶性 B 族维生素,是自然界中唯一含有金属元素的维生素,也是唯一的一种需要肠道分泌物帮助吸收的维生素。

19 世纪人们开始注意到有贫血、消化道症状、神经系统异常的病例。1822 年,苏格兰外科医生詹姆斯·斯卡斯·科姆首先描述这样的病例,随后英国医生托马斯·爱迪生、德国医生迈克尔·安东·比尔默也报道了这样的病例,并命名为"爱迪生贫血"。1877 年,加拿大医生奥斯特和加德纳给出"恶性贫血"这一名字,并沿用到今天。1920 年,美国医生、病理学家乔治·惠普尔提出生肝脏可以用来治疗恶性贫血。1929 年,美国医生、生理学家威廉·卡斯提出消化道内因子和食物作为外因子在恶性贫血中的作用。1948 年,氰钴维生素被成功从肝脏中分离出来,也就是维生素 B_{12}。1958 年,学者们认识到维生素 B_{12} 缺乏所导致的神经系统症状。

人体内的维生素 B₁₂ 是怎么来的

身体需要的维生素 B_{12} 不能在人体合成,主要来源于动物性食物,部分是由肠道里的维生素合成的。

维生素 B_{12} 有什么作用

维生素 B_{12} 在维持人体正常造血功能以及神经系统功能方面起到关键的作用。同时它参与人体细胞的代谢,影响 DNA 的合成与调节,还参与脂肪酸的合成和能量的生成。

人体对于维生素 B_{12} 的需要量是多少

中国营养学会 2013 年提出的我国儿童不同年龄段维生素 B_{12} 每日推荐摄入量见下表。

不同年龄段维生素 B_{12} 的需要量

年龄(岁)	平均需要量(mg/d)	推荐摄入量(mg/d)
0~0.5	—	0.3
0.5~1	—	0.6
1~4	0.8	1.0
4~7	1.0	1.2
7~11	1.3	1.6
11~14	1.8	2.1
14~18	2.0	2.4

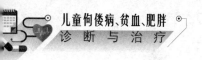

维生素 B_{12} 缺乏有什么危害

维生素 B_{12} 缺乏可导致 DNA 合成障碍而影响红细胞的成熟,引起巨幼红细胞性贫血。此外,维生素 B_{12} 在维持髓鞘神经纤维的功能完整性方面发挥重要作用。维生素 B_{12} 缺乏会影响神经系统的正常功能,导致神经系统病变。

导致维生素 B_{12} 缺乏的原因有哪些

(1) 摄入不足

母亲在怀孕的时候,孩子可以通过胎盘获得维生素 B_{12},储存于肝脏内,供出生后利用。如果母亲怀孕期间缺乏维生素 B_{12},母亲长期素食或者母亲患有维生素吸收障碍性疾病,均可导致孩子维生素 B_{12} 储存不足。

维生素 B_{12} 存在于鱼、肉、禽、蛋、奶等各种动物性食物中,植物性食物中一般不含有维生素 B_{12}。如果孩子长期严重偏食,仅进食植物性食物,就会出现维生素 B_{12} 缺乏。有报道患有苯丙酮尿症的孩子,为了降低体内苯丙氨酸的水平,盲目拒绝动物蛋白而出现维生素 B_{12} 缺乏症。

(2) 肠道吸收障碍

食物维生素 B_{12} 吸收障碍是 60%～70%孩子出现维生素 B_{12}

缺乏的原因。前面我们讲到维生素 B_{12} 需要在肠道分泌物帮助下才能被肠道所吸收，维生素 B_{12} 吸收过程中辅助因子的异常或吸收部位的改变都会影响维生素 B_{12} 的吸收，比如胃大部分切除、萎缩性胃炎、长期腹泻、肠道菌群失调、寄生虫的感染为维生素 B_{12} 吸收不良的常见原因。

（3）需求量增加

婴幼儿和青春期儿童生长发育快，维生素 B_{12} 需要量增加，严重感染的时候孩子体内的维生素 B_{12} 消耗量增加，需要量也相应增加。如果维生素 B_{12} 摄入量不足就会使得孩子体内维生素 B_{12} 缺乏。

（4）先天性维生素 B_{12} 代谢异常

有些染色体遗传性疾病会影响维生素 B_{12} 的吸收，可使孩子出现维生素 B_{12} 缺乏。

（5）药物

孩子如果服用影响胃酸分泌的药物，如质子泵抑制剂、降血糖药物，可引起维生素 B_{12} 的缺乏。大剂量维生素 C(500 mg)可能对食物中维生素 B_{12} 的利用产生不利的影响，摄取维生素 C 500 mg 以上可能发生维生素 B_{12} 缺乏症。不适当地补给叶酸可能诱导或加重维生素 B_{12} 缺乏。

什么是巨幼红细胞性贫血

巨幼红细胞性贫血是由于叶酸、维生素 B_{12} 缺乏或某些影响核

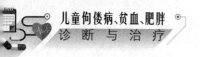

苷酸代谢药物的作用,导致细胞核脱氧核糖核酸(DNA)合成障碍所导致的贫血。因为血液检查显示红细胞体积较正常大,所以又称为大细胞性贫血。在我国,以叶酸缺乏而导致的巨幼红细胞性贫血较多见,以华北、东北、西北农村多见,近年已经明显减少,欧美国家维生素 B_{12} 缺乏导致的巨幼红细胞性贫血居多。

叶酸与维生素 B_{12} 缺乏和巨幼红细胞性贫血有什么关系

叶酸和维生素 B_{12} 参与细胞 DNA 的合成,当叶酸和(或)维生素 B_{12} 缺乏的时候,细胞 DNA 合成就会相应地减少。前面我们已经讲到造血干细胞在骨髓中分化为幼稚红细胞,叶酸和(或)维生素 B_{12} 缺乏导致幼稚红细胞的 DNA 合成减少,使得细胞的核心发育落后,这个时候细胞内的血红蛋白合成并没有受到影响,红细胞的体积会变大,但红细胞的核心还处于幼稚的状态,就会形成巨幼红细胞。红细胞的生成速度减慢,巨幼红细胞在骨髓中容易被破坏,加上进入血液循环的红细胞寿命也比较短,就会出现巨幼红细胞性贫血。

巨幼红细胞性贫血的发病情况如何

维生素 B_{12} 缺乏是巨幼红细胞性贫血最常见的原因,单纯叶酸缺乏仅占 6%，叶酸和维生素 B_{12} 同时缺乏占 12%。欧美发达国家普遍对食物进行叶酸强化和均衡膳食，巨幼红细胞性贫血已经非常少见。随着生活水平的改善，我国儿童巨幼红细胞性贫血的发病率也已显著降低。

巨幼红细胞性贫血的临床表现

巨幼红细胞性贫血的孩子血液系统有什么表现

贫血为巨幼红细胞性贫血的孩子血液系统的主要表现。血液系统表现起病多缓慢,除了皮肤呈蜡黄色,口唇、指甲等苍白,疲乏无力等贫血的一般表现之外,孩子常常因为贫血和无效造血而出现肝脾肿大和轻度黄疸,严重的可因为血小板减少而出现皮肤出血点或瘀斑。

巨幼红细胞性贫血的孩子血液系统以外有什么表现

因为叶酸和维生素 B_{12} 缺乏导致细胞 DNA 合成障碍,巨幼红细胞性贫血的孩子还可以出现血液系统以外的临床表现,尤其以细胞增殖旺盛的皮肤和消化系统表现比较突出。

在皮肤方面,孩子可出现虚胖或颜面浮肿、毛发纤细、稀疏、黄色。孩子患有巨幼红细胞性贫血,早期累及胃肠道黏膜可引起食欲不振、厌食、恶心、腹胀、腹泻、便秘等。此外,孩子还会因为发生口角炎、舌炎而出现局部溃烂、疼痛,舌乳头萎缩而光滑呈现"牛肉样舌"。

神经系统症状是维生素 B_{12} 缺乏所导致的巨幼红细胞性贫血突出的临床表现，孩子可表现为表情呆滞，目光发直，少哭或不哭，对外界反应迟钝，智力发育和动作发育落后甚至倒退，比如原来已经会认人、会爬等，生病之后又都不会。严重的孩子会出肢体、头、舌甚至全身震颤；深感觉障碍，可表现为孩子站立不稳，容易跌倒，迈步的远近无法控制，落脚不知深浅；共济失调，可表现为孩子在走路的时候无法掌握平衡，走路摇晃。儿童维生素 B_{12} 缺乏首先出现的症状常常为神经系统的改变，而血液系统改变并不典型。

巨幼红细胞性贫血的孩子还可出现精神症状。叶酸缺乏的孩子可表现出易怒、妄想等精神症状。维生素 B_{12} 缺乏的孩子有抑郁、失眠、记忆力下降、幻觉、谵妄、妄想甚至精神错乱等症状。

巨幼红细胞性贫血的诊断

如果孩子出现了巨幼红细胞性贫血的相关临床表现,家长要及时带孩子到医院就诊。医生会询问相关情况,包括母亲孕期的情况,孩子出生情况,喂养情况、患病情况等以查找是否存在叶酸或维生素 B_{12} 缺乏的原因,并进行血常规、叶酸和维生素 B_{12} 的检查,以鉴别叶酸和维生素 B_{12} 缺乏所致巨幼红细胞性贫血。

巨幼红细胞性贫血的孩子血液检查有什么表现呢

如果孩子存在巨幼红细胞性贫血,那么血液检查将会有以下表现:血常规检查报告中血红蛋白下降,平均红细胞体积增大,平均红细胞血红蛋白量增加,网织红细胞计数降低。因为患巨幼红细胞性贫血的孩子存在叶酸和(或)维生素 B_{12} 的缺乏,所以以下这些检查指标也会发生变化:血清维生素 B_{12} 含量的正常值范围为 200～800 pg/ml,如果<100 pg/ml 就是维生素 B_{12} 缺乏。血清叶酸含量的正常值范围为 5～6 ng/ml,如果<3 ng/ml 就是叶酸缺乏。

医院只能检查血常规怎么办

当根据病史和血常规检查结果,医生高度怀疑孩子存在叶酸或维生素 B_{12} 缺乏,但因为临床条件的限制无法进行叶酸或维生素 B_{12} 检查的时候,医生会先予以一定量的叶酸或维生素 B_{12} 进行治疗,我们称为"诊断性治疗"。如果予以叶酸或维生素 B_{12} 治疗后孩子的症状改善,血液相关指标改善或恢复,那么就可以进一步证实"巨幼红细胞性贫血"这一诊断。

如果予以叶酸或维生素 B_{12} 治疗后孩子的症状或血红蛋白水平无明显改善,甚至出现进一步加重,那么我们就要警惕其他疾病,需要对孩子进行更加全面的检查,比如轻型地中海贫血、维生素 B_6 缺乏、慢性贫血。

巨幼红细胞性贫血的治疗

巨幼红细胞性贫血治疗的关键是什么

当孩子确诊为巨幼红细胞性贫血后,最关键的就是要尽可能寻找出导致叶酸或维生素 B_{12} 缺乏的原因和基础疾病,并采取相应措施祛除病因,如纠正厌食和偏食等不良饮食行为习惯、治疗消化道疾病等等。

巨幼红细胞性贫血如何通过饮食进行治疗

对于巨幼红细胞性贫血孩子的饮食,家长要纠正孩子挑食、偏食等不良饮食习惯,同时予以营养均衡以及良好的荤素搭配。

天然叶酸广泛存在于动物性和植物性食物中,如果是叶酸缺乏导致巨幼红细胞性贫血的孩子,要多吃富含叶酸的食物,如鸡肝、猪肝、黄豆、芦笋、茼蒿、扁豆、柑橘、香蕉等等。维生素 B_{12} 存在于动物性食物中,如果是维生素 B_{12} 缺乏导致巨幼红细胞性贫血的孩子,要多吃富含维生素 B_{12} 的食物,如猪肉、牛肉、羊肉、鱼、虾、牛奶、蛋黄等。

(1) 常见食物中叶酸的含量有多少？

以下列举了常见食物中叶酸的含量。

常见食物叶酸的含量(ug／100 mg)

食物	含量	食物	含量	食物	含量
酵母粉	1 607.1	鸡肝	1 172.2	苋菜(紫)	419.8
绿豆	393.0	黄豆粉	392.2	猪肝	335.2
苋菜(绿)	330.6	葵花子(熟)	304.5	葵花子	238.4
羊肝	226.5	西瓜子(熟)	223.4	鸡毛菜	165.8
芦笋(紫)	150.9	香菜	148.8	腐竹	147.6
芦笋(绿)	145.5	南瓜子(熟)	143.8	奶油五香豆	141
香菇(干)	135	黄豆	130.2	鸭蛋	125.4
樱桃萝卜缨	122.2	茴香	120.9	留恋	116.9
奶白菜	116.8	紫菜(干)	116.7	番杏	116.7
茼蒿	114.3	豌豆(花)	113.7	羽衣甘蓝	113.4
鸡蛋	113.3	蘑菇(干)	110	花生仁(干)	107.5
核桃(鲜)	102.6	盖菜	101	乌塌菜	96.8
接球菊苣	95.9	白笋(干)	95.8	豆奶粉	92.2
蒜苗	90.9	莲子(干)	88.4	菠菜	87.9
赤豆	87	豆奶粉	86.5	娃娃菜	86.4
豌豆	82.6	怪味胡豆	81.9	山核桃(熟)	69.8
辣椒(青、尖)	69.4	油菜心	66.6		

(2) 食疗补叶酸有哪些注意点？

① 食物中含有的叶酸都是天然叶酸，天然叶酸遇光、遇热很不稳定，在储存、烹饪以及加工的过程中容易被破坏，损失率可

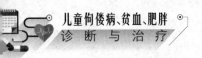

达 50％～70％,最高甚至可达 90％。因此买回来的新鲜蔬菜不宜久放。制作的时候应当先洗后切,立马炒制,一次吃完。炒菜时候应急火快炒,1～2 分钟即可。煮菜时放水量要少,且等水开了之后再放菜,可以减少叶酸的丢失。

② 有效补充维生素 C 可提高孩子对于叶酸的吸收,所以家长在给孩子食用富含叶酸食物的时候,可以同时给孩子吃一些富含维生素 C 的蔬菜和水果,这样可促进叶酸的吸收。

(3) 常见食物中维生素 B_{12} 的含量有多少?

以下列举了常见食物中维生素 B_{12} 的含量。

常见食物维生素 B_{12} 的含量(ug/ 100 g)

食物	含量	食物	含量	食物	含量
牛排	2.7	鸭肝	54	龙虾	1.43
牛肩胛肉	3.6	鹅肉	0.49	虾	1.87
牛肚	1.39	鹅肝	54	扇贝	2.15
猪肉	0.7	鳕鱼	10	牡蛎	28.8
猪脑	2.19	鲈鱼	3.82	蛤	98.89
猪皮	4.53	带鱼	2.02	奶酪	1.68
猪舌	2.84	金枪鱼	2	酸奶	0.5
羊肉	2.6	三文鱼	4.48	奶粉	4
鸡胸	0.36	鱿鱼	1.3	羊奶	0.71
鸡腿	0.53	墨鱼	5.4	鸡蛋	1.1
鸡肝	16.58	沙丁鱼	9	鸭蛋	5.4
鸡胗	1.21	蟹	9	鹅蛋	5.1
鸭肉	0.4	小龙虾	3.1	鹌鹑蛋	1.58

巨幼红细胞性贫血如何通过药物进行治疗

(1) 巨幼红细胞性贫血如何进行药物治疗?

当孩子确诊巨幼红细胞性贫血时,应当予以叶酸和维生素 B_{12} 替代治疗。

合成叶酸稳定性好,不易被分解破坏,与膳食混合生物利用度高达 85％,是良好的叶酸补充剂。孩子口服叶酸进行治疗的数周时间内,1～2 天后孩子食欲好转,2～6 周后复查血液学的指标恢复正常,此时可以停止服用叶酸。在使用叶酸治疗巨幼红细胞性贫血期间,家长可以给孩子同时补充维生素 C 促进叶酸的吸收。

孩子存在神经精神症状而高度怀疑维生素 B_{12} 缺乏时,应以补充维生素 B_{12} 为主,单用叶酸不能改善,甚至会加重神经精神症状。维生素 B_{12} 治疗 2～4 天后孩子的一般精神症状好转,网织红细胞增加,6～7 天可达到高峰,约 2 周以后血液学的指标可恢复正常,神经精神症状恢复较慢。

如果难以明确孩子缺的是叶酸还是维生素 B_{12},需要同时补充两种维生素。目前也主张给孩子联合补充叶酸和维生素 B_{12},同时加服维生素 C,提高治疗的疗效。

(2) 叶酸是不是补得越多越好?

答案是否定的!叶酸作为一种重要的维生素,与其他营养物质一样需要合理摄入量。摄入过量叶酸会产生以下毒副

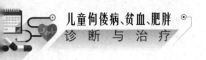

作用。

① 干扰抗惊厥药物的作用,诱发惊厥发作:叶酸和抗惊厥药物是互相拮抗的。正在服用抗惊厥药物治疗癫痫的孩子,如果服用大剂量的叶酸,容易诱发惊厥。

② 干扰锌的吸收:长期大剂量口服叶酸可能会影响锌的吸收,从而导致孩子锌缺乏。

③ 掩盖维生素 B_{12} 缺乏的早期表现,延误对神经系统的诊断和治疗:由于巨幼红细胞性贫血的孩子大多数合并有维生素 B_{12} 缺乏的诊断,进而有可能导致严重的不可逆的神经损害。

④ 增加胃肠道反应:孩子长期大量服用叶酸可出现厌食、恶心、腹胀等胃肠道症状。

(3) 药物治疗有哪些注意事项?

① 维生素 C 可以促进叶酸的吸收。在予以叶酸治疗贫血的时候,家长可以给孩子同时食用富含维生素 C 的蔬菜和水果,或直接补充维生素 C 促进叶酸的吸收。

② 在巨幼红细胞性贫血纠正的过程中,因为大量红细胞生成,钾离子进入细胞内,细胞外的钾离子就少了,孩子容易出现低钾血症,严重的时候会发生低钾性婴儿猝死,因此家长需要特别注意给孩子补充富含钾的食物,比如芹菜、白菜、西红柿、橘子、橙子、香蕉、柚子等等。

巨幼红细胞性贫血的预防

(1) 叶酸是胎儿脊髓、脑发育所需要的重要维生素,母亲在怀孕期间需要补充叶酸,降低孩子神经管缺陷的发生。长期服用抗癫痫药物可导致叶酸缺乏,因此服用抗癫痫药物的母亲在怀孕前和整个怀孕期间都需要补充叶酸。

(2) 极低出生体重(出生体重＜1 500 g)的孩子常常伴有轻度巨幼红细胞性贫血,需要常规补充叶酸。

(3) 营养状况良好的母亲母乳中叶酸和维生素 B_{12} 含量充足,婴儿配方奶中也含有足量的叶酸和维生素 B_{12},因此乳类喂养可避免孩子叶酸和维生素 B_{12} 缺乏。实行严格素食的妊娠和哺乳的母亲,如果母乳喂养孩子,需要预防性补充维生素 B_{12}。

(4) 婴幼儿生长发育快,叶酸和维生素 B_{12} 需要量增加,家长应当注意及时给孩子添加辅食。给孩子添加辅食的时候,可以选择含叶酸和维生素 B_{12} 丰富的食物,比如猪肝、猪肉、牛肉、蛋黄等。

(5) 叶酸广泛存在于植物性食物和动物性食物中,维生素 B_{12} 存在于动物性食物中,因此孩子饮食要注意营养均衡,饮食种类应当多种多样,对于蔬菜、肉类及水果均应当进食,不挑食,不偏食,不长期素食,让孩子从食物中摄取必需的营养物质。

(6) 食物烹调过程、腌制以及储存均会破坏叶酸,加水煮沸更容易损失,因此新鲜蔬菜不宜久放,制作时应当先洗后切,现

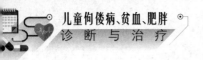

时炒制,炒菜时应急火快炒,煮菜时放水量要少,且等水开了之后再放菜,可以减少叶酸的丢失。

(7) 维生素 C 可以促进叶酸的吸收。孩子在食用富含叶酸的食物的同时,还可以准备一些富含维生素 C 的蔬菜和水果,比如橙子、橘子、猕猴桃、绿叶菜等等。

(8) 家长应当及时发现会引起叶酸和维生素 B_{12} 缺乏的病因。孩子不良的饮食习惯或营养供应不足;胃炎、慢性腹泻、慢性感染性肠炎等影响叶酸和维生素 B_{12} 在肠道的吸收;孩子服用甲氨喋呤、磺胺类药物、抗癫痫药物以及影响胃酸分泌的药物,这些都可引起叶酸和维生素 B_{12} 缺乏,进一步导致巨幼红细胞性贫血。

(9) 家长要定期带孩子进行健康检查,尤其是缺叶酸和维生素 B_{12} 的高危儿童,包括早产儿、极低出生体重、单纯羊奶喂养而未补充叶酸、遭受胃肠道疾病困扰、长期服用抗癫痫药物、抗生素或者影响胃酸分泌药物的孩子。

巨幼红细胞性贫血患者的日常保健

(1) 注意休息

患有巨幼红细胞性贫血的孩子要注意多休息,保证充足的睡眠,以免发生晕厥导致意外发生。轻中度巨幼红细胞性贫血的孩子在获得良好休息的情况下,可以进行适当的日常活动,这样可增强身体的抵抗力,帮助身体免受许多疾病的侵扰。

(2) 合理饮食

对于已经添加辅食的孩子,要帮助孩子建立良好的饮食习惯,纠正挑食偏食,多吃富含叶酸和维生素 B_{12} 的食物,不合理的饮食结构不利于叶酸和维生素 B_{12} 的吸收。贫血的孩子需要每天摄入一定量的蔬菜和水果以提高维生素 C 水平从而促进叶酸吸收。此外,在巨幼红细胞性贫血纠正的过程中,孩子容易出现低钾血症,注意给孩子补充白菜、西红柿、橘子、橙子、香蕉等富含钾的食物。

(3) 预防感染

由于患有巨幼红细胞性贫血的孩子抵抗力较低,容易发生感染。尽量少到公共场所人多的地方去,注意不要和其他病人接触,避免交叉感染。帮助孩子养成早晚刷牙漱口的良好习惯,保持口腔清洁,以免发生口腔内感染。用温水给孩子洗澡或擦浴皮肤,适当涂抹护肤品保持皮肤滋润。经常给孩子修剪指甲,防止过长或断裂的指甲抓破皮肤。

肥胖症诊断和治疗

什么是肥胖症

肥胖症是一类与生活方式密切相关的疾病，它是因为长期能量摄入超过消耗，导致过多能量以脂肪形式在体内堆积而引起体重超常，其中诱发因素可能是能量摄入过多、运动过少、行为偏差等，甚至有基因遗传或病理因素参与。

常说的超重和肥胖有什么区别

超重和肥胖是以体重异常增加的不同严重程度来划分，简而言之，肥胖是更为严重的超重。

我国儿童肥胖的患病率是多少

虽然我国目前仍处于发展中国家的行列，但是随着人民生活水平的提高和居民生活方式的转变，我国儿童青少年超重肥胖患病率呈现快速上升趋势。自 1985 年至 2016 年，我国大城市

7 岁以下儿童肥胖检出率增长至 4.2%。2017 年首部发布的《中国儿童肥胖报告》指出,截至 2014 年,我国 7 岁以上学龄儿童的超重率为 12.2%,肥胖率为 7.3%,两者加在一起共有 3 496 万人。形势严峻,不容忽视。

儿童肥胖都是吃出来的吗

肥胖是长期的能量摄入超过能量消耗,因此,影响两者平衡的任何一种因素都有可能导致肥胖的发生。

肥胖怎么分类

根据疾病原因分类,肥胖可大体分为单纯性及病理性肥胖。儿童单纯性肥胖症与生活方式密切相关,多是因为摄入过多或消耗过少或两者同时存在;病理性肥胖是指由某些先天遗传或代谢性疾病及神经和内分泌疾病等引起的继发性肥胖,不恰当的生活方式可能加重或加快肥胖的发生。

根据脂肪在体内堆积部位分类,肥胖可分为周围性肥胖和中心性肥胖。周围性肥胖儿童体内脂肪沉积基本上呈匀称性分布,而中心性肥胖儿童脂肪组织则更多的堆积在腹腔内部,即内脏组织周围,故又称为腹型肥胖。

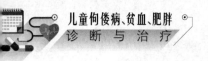

儿童肥胖的诱因有哪些

儿童肥胖的诱发因素主要包括生活环境因素、遗传因素和病理性因素。

具体有哪些生活环境因素与肥胖相关

1. 家庭环境

部分家长，尤其是祖辈，对肥胖的认识存在误区，认为孩子越胖越可爱，或者认为孩子越胖就是发育得越好，但却忽略了肥胖本身对孩子身体和心理的影响。家长对肥胖的错误认知，在一定程度上也助长了孩子饮食行为的偏差，包括多饮多食以及喜食高热量食物。在父母肥胖的家庭，饮食习惯方面可能已经存在比较严重的问题，这导致子女发生肥胖的机会也大大增加。

2. 饮食环境

现代社会随着人们生活水平提高，中国儿童的膳食结构、饮食习惯也发生着巨大的改变，例如高脂、高糖食品供应增加、日常粗粮提供减少、水果蔬菜摄入过少以及进食速度过快、进食频率增加等多种因素，均可能使儿童摄入过多能量，造成脂肪堆积，使儿童青少年肥胖发生的危险增高。

3. 身体活动量

现代儿童多以室内活动为主,室外和体力活动减少,久坐时间,尤其是学习、看电视、平板、玩手机等静态生活时间延长,导致儿童即使在摄食量并没有明显增加情况下,由于机体能量消耗得明显减少,同样导致过多能量积聚,使儿童肥胖发生的危险系数越来越高。

4. 早期营养

生命早期营养环境与成年期疾病发生密切相关。目前认为,胎儿期、婴幼儿期甚至是青春期都是发育的关键时期,在此期间,若遭遇不良的营养环境(包括营养不良和营养过剩),均有可能增加之后生命进程中肥胖和代谢综合征等慢性疾病的发生风险。

5. 睡眠时间

良好的睡眠是机体正常生长发育的必要保障,长期睡眠不足会影响儿童的生长发育,甚至引起各种身心疾病的发生。当今社会,由于网络发展、电子产品普及、学业负担过重等因素,睡眠时间不足在当下我国儿童尤其是青少年群体中普遍存在,睡眠时间过短、夜间入睡时间过晚等都有可能增加儿童青少年肥胖的发生风险。

6. 负性情绪

负性情绪包括焦虑、抑郁、孤独等,情绪性进食是指以进食作为应对负性情绪的反应,这种负性情绪引起的进食行为是肥胖症的潜在危险因素。青少年是身心发展的高风险时期,容易产生心理冲突、情绪和行为问题,因此,在青少年时期发生的肥

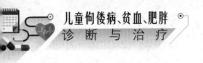

胖需严重警惕负性情绪的影响,与此同时,肥胖引起的自卑心理,又可能加重负性情绪,引发恶性循环。

遗传因素对儿童体重影响大吗

我们必须清楚,肥胖是一种复杂的可遗传的相关疾病,它具有明显的家族聚集性,在影响 BMI 的因素中,遗传占 40%~75%。早发过度肥胖通常要警惕有遗传因素存在。父母超重肥胖,子女肥胖发病率高达 70%。遗传性肥胖分为 3 类:单基因非综合征肥胖、单基因综合征肥胖及多基因肥胖,前者统称为单基因肥胖,例如肌张力低下—智能障碍—性腺发育滞后—肥胖综合(Prader-Willis 综合征)、肥胖—视网膜变性—糖尿病综合征等,而多基因肥胖则是有多个基因变异的效应叠加在一起,并且和环境因素相互作用,例如 ENPP1、TBC1D1 等基因变异。

哪些疾病会引起病理性肥胖

病理性肥胖又称为继发性肥胖,是由内分泌紊乱或代谢障碍引起的一类疾病,下丘脑疾病、垂体功能减退、甲状腺功能减退、肾上腺功能减退、性腺功能减退、肠道微生态失衡、服用精神疾病药物以及外源性使用糖皮质激素等均有可能引起病理性肥胖。因此肥胖儿童需及时就医,以排除是否存在病理性因素的可能,以便及早获得正确处理。

肥胖是脂肪组织的过度堆积,那什么是脂肪组织

脂肪组织是一种疏松的结缔组织,它内部以脂肪细胞为主,同时还存在血管、神经和细胞外基质等成分,为脂肪细胞"服务"。

脂肪组织是从哪里来的

虽然目前有很多关于脂肪组织起源的研究,但该问题并未得到解决,现在普遍认为脂肪组织来自中胚层,整个脂肪组织形成不是一蹴而就的,它包括了脂肪细胞分化和其他间质成分形成。

什么是脂肪细胞分化

我们通常所说囤积能量的脂肪细胞是已经发育成熟的脂肪细胞,它是由多功能干细胞分化而来,过程漫长。首先是多功能干细胞分化成为脂肪初细胞,随后再进一步分化成为前脂肪细

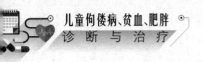

胞,最后经过一系列转变成为成熟的脂肪细胞。因此,脂肪细胞分化是一个长期连续的过程,并且受到高度精确的调控,大量分化调控因素参与其中,同时也受到机体所处的营养等环境因素影响,而随着脂肪细胞的分化成熟,不仅其细胞结构在变,功能也有着巨大改变。

脂肪组织有哪些功能

脂肪组织生物学作用广泛,具体如下:1)脂肪组织是机体的能量储存库;2)脂肪组织是组织器官间的填充料;3)脂肪组织具有分泌功能;4)脂肪组织在创伤修复中发挥重要作用;5)脂肪组织具有免疫功能。

既然脂肪组织功能如此强大,那人体脂肪组织分布在哪里呢?

脂肪组织在体内分布极为广泛,通常情况下我们说的在肥胖时堆积的脂肪组织是白色脂肪组织(white adipose tissue,WAT),根据其在体内分布部位的不同,进一步分为皮下 WAT 和内脏 WAT。皮下 WAT 主要位于臀部、大腿、背部和前腹壁皮下,内脏 WAT 主要分布在腹腔内,包裹在各大脏器及血管周围。内脏 VAT 堆积引起的肥胖又称中心性肥胖或腹型肥胖。与周围型肥胖相比,腹型肥胖与胰岛素抵抗、高血压等代谢紊乱关系更为密切,因此腹型肥胖的病人发生肥胖相关并发症的风险更高。

除了 WAT,人体内还有其他特殊类型的脂肪组织吗

在人体内,除了 WAT 以外,还存在一种特殊类型的脂肪组织——棕色脂肪组织(brown adipose tissue, BAT)。

人体内哪里有 BAT

与 WAT 相比,BAT 在哺乳类动物体内分布明显减少,多位于纵隔大血管周围、肩胛间区、肾周等区域。既往我们大多以为,BAT 只在新生儿中存在,出生后随着年龄的增加迅速退化,成人体内基本不存在 BAT。近年来,研究者们通过 PET-CT 等方式证实了成人体内同样存在 BAT。

WAT 和 BAT 有什么区别

WAT 和 BAT 在组织起源、组织结构和功能上都有着巨大的差异。

1) 细胞来源差异　虽然脂肪组织来源的问题现阶段尚未解决,但目前多认为生肌因子 5 阳性的祖细胞才能分化成为经典的

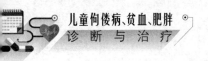

棕色脂肪细胞。

2) 组织形态差异　WAT 内含有的是白色脂肪细胞,它的内部大部分都被单一巨大脂滴占据,线粒体含量较少;BAT 内含有的是棕色脂肪细胞,它的内部含有散在分布的多个细小脂滴,线粒体含量较白色脂肪细胞明显增加。除此之外,BAT 内分布比 WAT 更多血管和神经,以便更好地进行营养和信号传送。

3) 代谢功能差异　WAT 和 BAT 结构上的区别就决定了它们在功能上的差异。WAT 内的单一巨大脂滴主要用于储存过多的能量,能量积蓄越多细胞体积越大,最终引起肥胖的发生。BAT 能量储存功能较差,相反因为其细胞内含有大量线粒体,以至于它能够通过特殊的化学反应使脂肪分解代谢,最终将体内储存的能量以热量的形式释放出去,从而达到减重的目标。

4) 分泌功能差异　BAT 和 WAT 两者在分泌炎性因子、糖脂代谢调节因子中都具有明显的不同,简而言之,BAT 在维持机体正常的代谢和免疫中更有正面作用。

脂肪组织分布会随着儿童生长发育改变吗

就 WAT 而言,儿童期皮下 WAT 较为丰满,内脏 WAT 含量非常有限,但青春期开始内脏 WAT 逐步增加,并呈现性别差异,女孩进入青春期后出现大腿、臀部及腹部皮下 WAT 的聚集,而男孩青春期发育时 WAT 主要分布于腹部内脏周围。因为目前 BAT 的检测方法大多为有创或有辐射的检查,故不同年龄段儿童 BAT 具体分布区域尚无报道。

肥胖时 WAT 有哪些变化

肥胖时 WAT 的变化包含两个部分：①白色脂肪细胞数目增加，②白色脂肪细胞体积增大。需要注意的是细胞数目的增加是不可逆的，也就是说，一旦肥胖时伴有脂肪细胞数目的增多，即使后期减肥成功，也仅是脂肪细胞体积减小，而数目不会改变。白色脂肪细胞在出生后迅速增大，但在生后第一年至青春期，白色脂肪细胞大小无明显改变，却伴随着细胞数量的逐步增加，因此在此关键时期肥胖发生伴随着脂肪细胞数目增加，这将对后期儿童青少年肥胖发生和体重控制产生持续影响。

WAT 可以无限制地通过增加脂肪细胞体积来储存能量吗

虽然在肥胖形成过程中脂肪细胞肥大是解决能量积蓄、脂类增多的主要途径。但是，WAT 的扩展也不是无限的。当白色脂肪细胞达到饱和状态时，它就失去了储存更多能量的能力，此时完全被脂类充满的白色脂肪细胞就会表达各种异常的"压力信号"，诱导产生肥胖相关的代谢性变化，甚至过多无法储存的能量游离脂肪酸也可渗出至其他部位产生毒性作用，最终引起肥胖相关的并发症。

肥胖症的临床表现

肥胖的诱因众多,它们引起的肥胖
有哪些共性的表现

　　任何年龄的儿童都可以发生肥胖,但一般轻度的单纯性肥胖,症状不明显,家长不易发现,但此时儿童大多都已经有了不合理的饮食习惯或生活方式,却多数会被轻视。具体来说,单纯性肥胖儿童一般身材较高大,食欲亢进,进食量大,随后会出现不喜活动,稍微运动就会气喘吁吁。这些儿童皮下脂肪大多分布均匀,整体来说,以面颊、肩部、胸乳部及腹壁脂肪积累为显著,大腿、上臂粗壮而肢端较细。男孩可能因为会阴部脂肪堆积,阴茎被埋入而被误认为外生殖器发育不良。一般来说,单纯性肥胖儿童性发育大多正常,骨龄正常或略提前,认知发育正常。

　　但是随着肥胖的逐渐加重,儿童除了在外表上比同龄儿童更高更胖以外,严重肥胖儿童腹部、臀部外侧及大腿部皮肤可表现出紫色条纹,甚至在头颈部、腋下、腹股沟等处皮肤发黑变粗,用肥皂等也不能擦洗干净,又称黑棘皮。严重肥胖儿童多因为体态臃肿不愿运动,导致能量消耗进一步减少,而饮食行为无明显改善,伴随着过多能量的进一步储积,最后出现体重持续增加的恶性循环。

出现哪些临床特征，
我们需要警惕是病理性肥胖

对病理性肥胖患者来说,脂肪堆积、体重增加可能只是疾病的一种早期临床表现。这些儿童通常在婴幼儿期就会出现严重的肥胖,并且不能用简单的摄入增加或消耗减少来解释。当然对于不同的疾病诱发因素,病理性肥胖会有相应不同的特征性临床表现,例如:

1) 下丘脑性肥胖儿童可能会出现嗜睡、疲倦等表现;

2) 垂体性肥胖儿童可能出现骨头、软组织、内脏等增生和肥大;

3) 甲状腺功能减退性肥胖儿童可能会出现黏液型水肿。

因此,对于早发重度肥胖儿童,及时就医非常重要。

肥胖是不是就是胖一点？对机体没有其他损害

不是的。肥胖是一种全身性疾病,可对内分泌代谢、心血管系统、消化系统、骨骼系统等产生一系列不良影响。不仅如此,由于脂肪细胞的扩增不是无限的,当过多的脂肪酸不能进入"银行"(脂肪细胞)储存时,游离的脂肪酸就会对其他器官组织产生

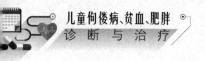
毒性作用。

肥胖时心血管系统有什么变化

儿童和青少年肥胖时心血管系统改变的主要表现是高血压、血脂异常和动脉粥样硬化。高血压是心血管疾病的独立风险因素,简而言之,如果儿童期出现了肥胖,即使随后在成年期通过成功减重控制了体质指数(body mass index, BMI),儿童期肥胖对成年期高血压发生风险的增加依旧存在,这说明儿童肥胖对机体血压的负面影响是持久乃至终生的。更重要的是,若儿童时期的血压未能得到有效控制,则高血压的情况可能从儿童时期持续至成年,并可能在早期损害心、脑、肾等重要器官功能。

成人肥胖时会出现脂肪肝,儿童也会有吗

肥胖所引起的脂肪肝是医学上所说的非酒精性脂肪肝(nonalcoholic fatty liver disease, NAFLD)。并不是所有肥胖儿童都会有脂肪肝,脂肪肝的发生与肥胖程度密切相关。大部分儿童脂肪肝没有特异性表现,部分可有腹部不适、食欲欠佳、肝大等非特异症状,故早期容易被忽视。B超被认为是诊断NAFLD的首选方法。肥胖引起脂肪肝占肥胖儿童的70%~

80％，严重脂肪肝已成为儿童青少年肝酶升高的重要原因之一。虽然脂肪肝的临床病程多是良性的，通常经过减重处理儿童肝功能可有望恢复正常，脂肪肝会彻底好转，但要警惕的是，若任由脂肪肝发展，则单纯的脂肪肝可能向脂肪性肝炎转化，甚至是脂肪性肝纤维化、肝硬化，直至肝衰竭、肝癌，因此脂肪肝的早期识别和处理是非常重要的。

除了脂肪肝，肥胖儿童出现腹部不适需警惕什么疾病

除了脂肪肝以外，若肥胖儿童出现为上腹部疼痛、黄疸、恶心、呕吐、不能耐受油腻食物等非特异性表现时，一定要注意是否有胆结石的发生。肥胖是儿童胆结石的最常见原因之一。研究显示，胆结石患病风险随 BMI 增加而增加，且女童更易发生。

肥胖儿童大多会出现打鼾，这是为什么

肥胖儿童出现打鼾需注意是否发生阻塞性睡眠呼吸暂停综合征（obstructive sleep apnea hypopnea syndrome, OSAHS）。OSAHS 是指睡眠过程中频繁发生部分或全部上气道阻塞，扰乱儿童正常通气和睡眠结构，引起一系列病理生理变化，包括夜间打鼾、睡眠紊乱、白天神经行为异常等，严重可产生认知功能损

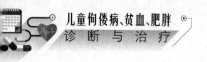
坏、发育停滞等并发症。肥胖儿童患 OSAHS 的可能性较正常儿童明显升高，长期的 OSAHS 造成的持续低氧血症则会引起或加重包括高血压、左心室肥大及心功能受损等一系列心血管功能障碍。部分肥胖合并 OSAHS 的儿童易出现颅面部发育异常。咽扁桃体和腺样体肥大是 OSAHS 的主要原因，扁桃体和腺样体切除术是 OSAHS 儿童最有效的治疗方法。

肥胖的孩子容易喘，是真的吗

是真的。支气管哮喘是由多种细胞及细胞组分参与的慢性气道炎症，常伴随气道反应性升高，并导致反复发作的喘息、气促、胸闷和(或)咳嗽等症状。研究显示，肥胖儿童的哮喘风险明显增加，不仅如此，肥胖还影响其严重程度和治疗，诱发难治性哮喘。与此同时，哮喘也会影响儿童的肥胖状况，这可能是因为哮喘儿童一般体力活动减少，加快并加重了肥胖的发生。

肥胖儿童会发生糖尿病吗

糖耐量受损和胰岛素抵抗是儿童和青少年肥胖的常见并发症，其患病率明显高于正常体重儿童。胰岛素抵抗是一种组织细胞胰岛素敏感性下降的指标，是多种代谢紊乱疾病的重要过程。当肥胖儿童已经出现糖耐量受损和胰岛素抵抗表现，提示儿童已存在严重的不良生活习惯，此时若能够有效减重则可逆转糖代谢的紊乱。但如果肥胖程度进一步加重，导致糖代谢损伤积重难返，最终可能出现 2 型糖尿病，甚至是胰岛素分泌绝对不足，需要外源性胰岛素治疗，而长期高血糖又将引起各种急慢性并发症和多器官功能损害，对机体打击巨大。

多囊卵巢综合征和肥胖有什么关系

多囊卵巢综合征(polycystic ovarian syndrome, PCOS)是一种内分泌型疾病，以长期无排卵和高雄激素血症为主要特征，临床表现为体重增加、月经稀发、闭经或不规则子宫出血、不孕、肥胖、多毛、痤疮等，多发生于女性青春期和育龄期。肥胖和 PCOS 两者相互影响。在 PCOS 患者中肥胖型 PCOS 占比大，且不孕、流产和妊娠并发症更多。12 岁以前出现肥胖可增加后期不孕的风险，而青春期肥胖可增加 PCOS 患病率和严重程度。目前减肥成为肥胖型青少年 PCOS 患者重要的治疗手段。

肥胖对儿童骨骼系统有影响吗？
还能正常运动吗

早在儿童时期，肥胖和超重就与骨骼肌肉疾病发生相关。

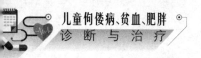

肥胖儿童由于身体重量过大,给骨骼肌肉系统造成过大压力,容易导致关节、骨骼和肌肉损伤,尤其是大关节的损伤。临床研究证实,儿童高 BMI 与股骨骨骺滑脱密切相关。从小就保持健康的体重可以降低儿童和成人背痛的患病率,而女童背痛的风险最大,是减重干预的目标人群。儿童时期过度肥胖可能会影响骨骼发育,最终导致骨骼脆弱,较正常重量儿童更易发生骨折,骨折发病率与 BMI 呈正相关。

骨关节炎是一种危害人体健康的慢性进行性骨关节疾病,是致残的主要原因。骨关节炎表现为关节疼痛、畸形、功能障碍,最终导致生活质量下降,目前发病机制不明。肥胖是其发生发展的重要因素,这可能和肥胖本身引起的体重明显增加导致骨关节机械负荷增大以及免疫应激等因素相关。

肥胖儿童的学习成绩怎么样

注意缺陷多动障碍(attention deficit and hyperactivity disorder, ADHD)是一种常见的儿童神经发育障碍。尽管很容易被忽视,但越来越多的证据表明与肥胖之间存在着关联,儿童肥胖患者中 ADHD 患病率较正常人群高 40%, ADHD 成人群体中肥胖的发生率比正常人群高 70%。目前规律药物治疗 ADHD 是主要治疗措施,高质量的饮食、运动和睡眠对 ADHD 合并肥胖亦有改善作用。

肥胖的孩子说头疼要注意什么

特发性颅内高压也称作假性脑瘤,是一种以无明确原因的颅内压升高为特点的临床综合征。肥胖儿童若出现头痛、恶心、呕吐、眼睛胀痛、视力丧失等颅内高压表现,我们就要注意是否有特发性颅内高压存在,如延误治疗,可能会并发严重的视觉障碍。

有些肥胖儿童颈部皮肤发黑是为什么

黑色棘皮病是肥胖儿童常见的伴发疾病之一,是胰岛素抵抗的皮肤表现,多见于颈部、背部、腋窝和大腿内侧,主要表现为灰棕色、黑色色素沉着,不规则皮褶形成,表面粗糙。胰岛素抵抗继而出现的高胰岛素血症是皮肤出现黑色棘皮样变的重要原因。因此,肥胖儿童若出现黑色棘皮病,需警惕高胰岛素血症。

青春期肥胖的孩子容易长痤疮吗

肥胖本身可增加儿童银屑病、湿疹、局部皮肤机械性破损的

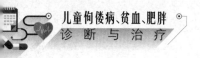
发生风险。PCOS 相关的高雄激素血症则可引起痤疮、多毛皮肤改变。除此之外,肥胖儿童由于存在糖尿病风险,除黑色棘皮病以外,皮肤也可能出现条纹、伤口愈合差、皮肤感染等情况。肥胖若引起血管功能障碍则可引起皮肤溃疡。

肥胖会引起儿童青少年的自卑心理吗

儿童肥胖是一种身心疾病,不单单影响儿童身体健康,同时也会对心理健康造成损害。单纯肥胖儿童智力发育多正常,但可能因为体态异常、运动差等因素,在集体环境中遭受嘲笑甚至排斥的机会增加,会影响儿童自我意识形成。自我意识是个体自身心理、生理和社会功能状态的知觉和主观评价。肥胖儿童多自我意识受损,表现为缺乏自信,而随着年龄的增长,可能出现社交退缩、性格孤僻、有自卑感、焦虑、抑郁、有攻击性等,甚至有违纪、敌对的行为。

哪些检查能够明确肥胖儿童
是否有并发症发生

美国临床内分泌代谢杂志于 2017 年更新了儿童肥胖评估、治疗及预防临床实践指南,并发症评估具体如下(表1):

表 1 肥胖伴有不同并发症的评估标准

并发症	检验及说明
糖尿病前期	糖化血红蛋白:5.7%～6.5%(请注意这一测试在儿科中的不可预测性)
空腹血糖受损	5.6 mmol/L≤空腹血浆血糖<7.0 mmol/L
糖耐量异常	如果进行口服葡萄糖耐量试验,7.8 mmol/L≤餐后 2 h 血糖<11.1 mmol/L
糖尿病	糖化血红蛋白≥6.5%; 空腹血浆血糖≥7.0 mmol/L(空腹定义为无热卡摄入 8 h); 口服葡萄糖耐量试验中 2 h 血浆血糖≥11.1 mmol/L; 在具有典型高血糖症状的患者中,随机血浆葡萄糖≥11.1 mmol/L
血脂异常	空腹血脂 1) 三酰甘油 0～9 岁:0.85 mmol/L(可接受),0.85～1.12 mmol/L(正常高限),≥1.13 mmol/L(高); 10～19 岁:1.02 mmol/L(可接受),1.02～1.46 mmol/L(高限),≥1.47 mmol/L(高) 2) 低密度脂蛋白胆固醇 2.85 mmol/L(可接受),2.85～3.34 mmol/L(正常高限),≥3.35 mmol/L(高) 3) 总胆固醇 4.40 mmol/L(可接受),4.40～5.15 mmol/L(正常高限),≥5.16 mmol/L(高) 4) 高密度脂蛋白胆固醇 1.04 mmol/L(低),1.04～1.17 mmol/L(低限),>1.17 mmol/L(可接受) 5) 非高密度脂蛋白胆固醇 3.11 mmol/L(可接受),3.11～3.73 mmol/L(正常高限),≥3.74 mmol/L(高)

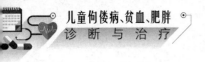
（续表）

并发症	检验及说明
高血压前期及高血压	3～11 岁(根据性别、年龄、身高百分位数标准化) 高血压前期:血压 90 百分位值(P90)～P95 1 期高血压:血压 P95～P99＋5 mmHg 12～17 岁(根据性别、年龄、身高百分位数标准化) 高血压前期:血压 P90～P95 或＞120/80 mmHg 1 期高血压:血压 P95～P99＋5 mmHg 2 期高血压:血压≥P99＋5 mmHg 18～21 岁 高血压前期:血压≥120/80～139/89 mmHg 1 期高血压:血压≥140/90～159/99 mmHg 2 期高血压:血压≥160/100～179/109 mmHg 3 期高血压:血压＞180/110 mmHg
非酒精性脂肪肝	丙氨酸转氨酶＞25U/L(男孩) 丙氨酸转氨酶＞22U/L(女孩)
多囊卵巢综合征	游离睾酮、总睾酮和性激素结合蛋白,详见内分泌学会多囊卵巢综合征指南
阻塞性睡眠呼吸暂停	如有阳性史,可转诊进行夜间多导睡眠图检查; 如果没有,隔夜氧测定法
精神病学	如果有阳性史,请转诊心理健康专家

我们常说的代谢综合征是什么呢?
与肥胖有什么关系

　　代谢综合征是多种代谢异常聚集的病理状态,肥胖(尤其是中心性肥胖)是代谢综合征的重要组分和危险因素,除此之外还包括糖耐量异常、血脂代谢紊乱和高血压。2012 年中华医学会儿科学分会内分泌遗传代谢学组根据我国儿童生长发育特点，并参考国际糖尿病联盟关于儿童代谢综合征的标准，制定了适应于我国儿童的代谢综合征的诊断标准：

(1) 肥胖：①6 岁≤年龄＜10 岁儿童 BMI≥同年龄同性别儿童 BMI 的 P95 或腰围≥同年龄同性别儿童腰围的 P95。②年龄≥10 岁儿童青少年腰围≥同年龄同性别儿童腰围的 P90。

(2) 高血糖：①空腹血糖受损：空腹血糖≥5.6 mmol/L；②糖耐量受损：口服葡萄糖耐量试验 2 h 血糖≥7.8 mmol/L，但＜11.1 mmol/L；③2 型糖尿病。

(3) 高血压：收缩压≥同年龄同性别儿童血压的 P95 或舒张压≥同年龄同性别儿童血压的 P95。

(4) 脂代谢紊乱：高密度脂蛋白胆固醇(＜1.03 mmol/L)或非高密度脂蛋白胆固醇(≥3.76 mmol/L)。高甘油三酯(≥1.47 mmol/L)。

肥胖症的诊断

肥胖诊断相关评价指标有哪些

简单来说,肥胖诊断相关评价指标包括直接测量和间接测量两大类。

直接测量指标是什么？
是不是比间接测量指标更为精准

直接测量指标为体脂肪含量,即人体脂肪组织占体重的百分比,对肥胖的评估比间接测量更为精准。

有哪些方法可以用来测量体脂肪含量

目前,能够用于直接测量的技术包括双能 X 线、气体置换、CT 扫描、MRI 扫描、水下称重、双标水和生物电阻抗等。

既然直接测量指标更为精准，
为什么我们在医院没见过

因为多数直接测量指标的使用方法具有成本高、存在放射性、不便于携带或操作难度高等短板，不适合儿童青少年肥胖诊断和随访中的常规诊疗，目前多用于科学研究。

既然直接测量不能用，我们能用什么手段
评估是否有超重和肥胖发生

除了直接测量以外，我们还能用间接测量指标去明确超重和肥胖的发生。

间接测量指标是哪些？
我们日常生活中可以使用吗

临床上常用的肥胖相关间接测量指标主要包括：

1) 体重/年龄　可反映儿童生长与近期营养状况。由于儿童处于生长发育阶段，且有男女差异，因此男孩、女孩各年龄段

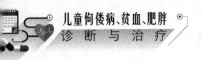
体重标准存在不同。

2) 体重/身长(高)　不分年龄,以不同数值的身高计算的体重。按标准差法或百分位法列表,用来评价儿童的营养状况,一般 5 岁以下采用,是判定 5 岁以内儿童超重肥胖最常用的指标之一。

3) BMI　是目前全球应用最广泛的评价儿童超重和肥胖状态的间接测量指标。

4) 皮褶厚度　又称皮下脂肪厚度,包括皮肤、皮下组织及皮下脂肪,可代表皮下脂肪厚度变化。

5) 腰围(WC)、臀围(HC)、腰臀围比(WHR)与腰围身高比(WHtR)　多用于儿童腹型肥胖的评估。

我国儿童青少年体重按年龄如何划分

2009 年,我国研究人员制定了中国 0～18 岁儿童、青少年体重的标准化生长曲线(表 2),该结果显示,我国儿童体重在学龄期后差异明显,18 岁时中国男童低于美国平均 5.9 kg,女童则差别更大,8～18 岁间差值约 4.1～20.5 kg。但要明确,体重和身高是密切相关的,因此不能单单通过各年龄段的体重判定儿童是否消瘦或者超重、肥胖。

表 2 中国 0～18 岁儿童、青少年体重的标准

年龄（岁）	男			女		
	体重（kg）			体重（kg）		
	P3	P50	P97	P3	P50	P97
0.0	2.62	3.32	4.12	2.57	3.21	4.04
0.5	6.80	8.41	10.37	6.34	7.77	9.59
1.0	8.16	10.05	12.37	7.70	9.40	11.57
1.5	9.19	11.29	13.90	8.73	10.65	13.11
2.0	10.22	12.54	15.46	9.76	11.92	14.71
2.5	11.11	13.64	16.83	10.65	13.05	16.16
3.0	11.94	14.65	18.12	11.50	14.13	17.55
3.5	12.73	15.63	19.38	12.32	15.16	18.89
4.0	13.52	16.64	20.71	13.10	16.17	20.24
4.5	14.37	17.75	22.24	13.89	17.22	21.67
5.0	15.26	18.98	24.00	14.64	18.26	23.14
5.5	16.09	20.18	25.81	15.39	19.33	24.72
6.0	16.80	21.26	27.55	16.10	20.37	26.30
6.5	17.53	22.45	29.57	16.80	21.44	27.96
7.0	18.48	24.06	32.41	17.58	22.64	29.89
7.5	19.43	25.72	35.45	18.39	23.93	32.01
8.0	20.32	27.33	38.49	19.20	25.25	34.23
8.5	21.18	28.91	41.49	20.05	26.67	36.69
9.0	22.04	30.46	44.35	20.93	28.19	39.41

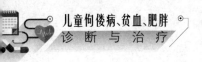

（续表）

年龄（岁）	男			女		
	体重(kg)			体重(kg)		
	P3	P50	P97	P3	P50	P97
9.5	22.95	32.09	47.24	21.89	29.87	42.51
10.0	23.89	33.74	50.01	22.98	31.76	45.97
10.5	24.96	35.58	52.93	24.22	33.80	49.59
11.0	26.21	37.69	56.07	25.74	36.10	53.33
11.5	27.59	39.98	59.40	27.43	38.40	56.67
12.0	29.09	42.49	63.04	29.33	40.77	59.64
12.5	30.74	45.13	66.81	31.22	42.89	61.86
13.0	32.82	48.08	70.83	33.09	44.79	63.45
13.5	35.03	50.85	74.33	34.82	46.42	64.55
14.0	37.36	53.37	77.20	36.38	47.83	65.36
14.5	39.53	55.43	79.24	37.71	48.97	65.93
15.0	41.43	57.08	80.60	38.73	49.82	66.30
15.5	43.05	58.39	81.49	39.51	50.45	66.55
16.0	44.28	59.35	82.05	39.96	50.81	66.69
16.5	45.30	60.12	82.44	40.29	51.07	66.78
17.0	46.04	60.68	82.70	40.44	51.20	66.82
17.5	46.61	61.10	82.88	40.58	51.31	66.86
18.0	47.01	61.40	83.00	40.71	51.41	66.89

注：表中年龄为整岁龄，如0.5岁指半岁（即6月龄），7.5岁为7岁半整。

用体重/身长(高)诊断儿童超重肥胖的 具体标准是多少

体重/身长(高)是以不同数值身高计算的体重标准值,其判定超重肥胖的标准具体如下(表3):

表3 WHO 45~110 cm 儿童体重/身长(高)超重、肥胖的标准

身长(高)cm	男			女		
	体重(kg)			体重(kg)		
	中位数	超重	肥胖	中位数	超重	肥胖
45	2.4	2.7	3.0	2.5	2.7	3.0
50	3.3	3.6	4.0	3.4	3.7	4.0
55	4.5	5.0	5.4	4.5	5.0	5.5
60	6.0	6.5	7.1	5.9	6.4	7.1
65	7.3	7.9	8.6	7.1	7.8	8.6
70	8.4	9.2	10.0	8.2	9.0	9.9
75	9.5	10.3	11.3	9.1	10.0	11.0
80	10.4	11.4	12.4	10.1	11	12.1
85	11.5	12.5	13.6	11.2	12.3	13.5
90	12.7	13.8	15.0	12.5	13.7	15.0
95	13.9	15.1	16.4	13.7	15.0	16.5
100	15.2	16.5	18.0	15.0	16.5	18.1
105	16.6	18.1	19.8	16.5	18.2	20.0
110	18.3	20.0	21.9	28.3	20.2	22.3

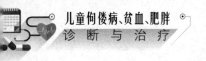

BMI 作为肥胖症最常用的诊断标准，儿童和成人诊断标准有区别吗

  BMI 是国际社会推荐的评价儿童超重和肥胖的首选指标。由于儿童和青少年的发育特殊性,BMI 随着年龄和性别不断变化,其超重和肥胖的结果判定较成人复杂,需要制定不同年龄、性别的 BMI 判定切点。考虑到种族遗传差异和生活背景,目前尚无国际统一的儿童超重和肥胖的 BMI 诊断标准。目前多将儿童青少年(≥2 岁)BMI 位于同年龄同性别儿童 P85～P95 定义为超重,BMI≥同年龄同性别儿童 P95 定义为肥胖,同时将 BMI≥同年龄同性别儿童 P95 的 120% 或 BMI≥35 作为极度肥胖的诊断标准。2010 年,我国研究者建立了中国 2～18 岁儿童青少年超重肥胖筛查 BMI 界限值(表 4):

表4　我国筛查儿童超重和肥胖的标准(BMI 界值点)(kg/㎡)

年龄 (岁)	超重		肥胖	
	男	女	男	女
2	17.5	17.5	18.9	18.9
3	16.8	16.9	18.1	18.3
4	16.5	16.7	17.8	18.1
5	16.5	16.6	17.9	18.2
6	16.8	16.7	18.4	18.4
7	17.2	16.9	19.2	18.8

年龄 （岁）	超重		肥胖	
	男	女	男	女
8	17.8	17.3	20.1	19.5
9	18.5	17.9	21.1	20.4
10	19.3	18.7	22.2	21.5
11	20.1	19.6	23.2	22.7
12	20.8	20.5	24.2	23.9
13	21.5	21.4	25.1	25.0
14	22.1	22.2	25.8	25.9
15	22.7	22.8	26.5	26.7
16	23.2	23.3	27.0	27.2
17	23.6	23.8	27.5	27.6
18	24.0	24.0	28.0	28.0

皮褶厚度怎么测量

皮褶厚度测量采用统一的卡式皮褶厚度计进行测量，需测量2次取平均值。

在身体的哪些部位测量皮褶厚度

身体皮褶厚度测量部位有多个，具体测量方法如下：

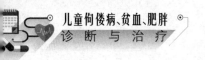

1）上臂部皮褶　测量者位于被检者的后方,使被测者上肢自然下垂,测量右上臂肩峰后面与鹰嘴连线中点处皮褶厚度。注意皮脂计与上臂应垂直。

2）肩胛下皮褶　要求被检者直立放松,上肢自然下垂,测量者在左肩胛下角 1 cm 处将皮褶捏起,测量其厚度。皮脂计与水平线呈 45°。

3）腹部皮褶　测量者用左手捏起被测者脐右侧(脐水平线与右锁骨中线交界处)1 cm 处皮肤,测量其厚度,注意皮褶与正中线平行。

4）髂前皮褶　测量者用左手捏起被测者右髂前上棘处皮褶皮肤,测量其厚度(连线中下 1/3 处)。

在医院监测肥胖时很少测量皮褶厚度,这是为什么

人体脂肪 2/3 存在于皮下,1/3 存在于体内,皮褶的厚度基本上可以反映出体内脂肪含量的多少,因此皮褶厚度常作为辅助的测量指标反映全身体脂含量,但需代入回归方程计算身体密度、体脂百分比,对普通人来说计算比较复杂。不仅如此,由于皮肤及皮下脂肪的可压缩性,以及可能其中混杂非脂肪成分(例如肌肉等)干扰,导致其测量容易产生较大误差,故临床并不常用。

WC、HC、WHR 与 WHtR 是如何测量或计算的

WC 测量为被测者取立位,充分暴露腹部,在自然呼吸状态下,用皮尺测量肋缘下端与髂前上嵴的中点周径,读数精确到 0.1 cm。

HC 测量为被测者取立位,充分暴露臀部,测量臀部最大周径,读数精确到 0.1 cm。

WHR＝WC/HC, WHtR＝WC/身高,两者是比值,没有单位。

WC、HC、WHR 与 WHtR 在评价儿童
肥胖时有什么优势

四者均被认为是评价中心性肥胖的重要指标。WC 作为评价中心性肥胖的替代指标已被广泛认可,因此 2007 年国际糖尿病联盟把 WC 相应性别年龄段 P90 作为儿童青少年中心性肥胖的筛查指标。近年来,研究者发现 WHtR 也是一项中心性肥胖的有效评估指标,其敏感性大于 BMI 和 WC,并且比 BMI、WC 和 WHR 等更适合评价糖脂代谢异常,与心血管代谢危险因素(高血压、糖耐量异常、血脂异常等)密切相关。

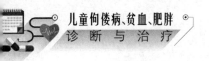

WHtR 评判中心性肥胖的标准是什么

BMI 随年龄改变,作为中心性肥胖的重要指标 WHtR 也会随着年龄改变,目前认为当 WHtR 大于界值点(男童>0.48,女童>0.46)可诊断为儿童中心性肥胖。

肥胖症有轻度和重度吗?
具体严重程度怎么划分

肥胖的严重程度评估通常采用超过理想体重的比率,具体计算方式为:超过理想体重的比率=[(个体体重－理想体重)/理想体重]＊100％,以大于 10％为超重切点,以大于 20％为肥胖切点,高于 20％为轻度肥胖,高于 30％为中度肥胖,高于 40％为重度肥胖,高于 60％为极重度肥胖。肥胖尤其是中重度肥胖是肥胖伴并发症发生的主要危险因素。

病理性或遗传相关肥胖怎么诊断

单纯性肥胖必须注意与病理性和遗传相关肥胖鉴别,病理性或遗传相关肥胖大多有特殊的临床表现或实验室监测手段,比较复杂,故需要临床医务人员参与,切忌讳疾忌医。

肥胖的治疗

肥胖的危害这么大,应该怎么治疗

肥胖简单来说就是能量摄入超过能量消耗,因此只要我们能够做到减少能量摄入、增加能量消耗,或者达到两者的动态平衡,就可以达到控制体重的目的。对于身高还在继续增长的儿童和青少年来说,保证体重不增在某种程度上就已经达到控制体重的目标。当然治疗的前提是排除病理性或遗传性肥胖,因此肥胖儿童及时就医非常重要。

对于单纯性肥胖,有什么控制体重的具体方法吗

基于中国儿童青少年肥胖人数的迅速增长,2017年我国发布了《中国儿童肥胖报告》,报告中提示,推动儿童肥胖的三级预防,将调整饮食、身体活动指导和行为矫正作为儿童肥胖干预的综合防治方法。

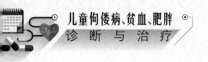

对于儿童和青少年,调整饮食的方法有哪些

儿童和青少年常用的饮食调整方法如下:

1) 交通灯法

即限制热量摄入,这是儿童青少年减肥最常用的饮食干预模式,主要就是依据能量密度对食物进行分类——低热量食物贴上绿色标签,提示可以自由摄入;中等热量的食物贴上黄色标签,提示需要谨慎摄入;高热量食物贴上红色标签,提示应该尽量少吃。例如,应减少西式快餐、高糖食物的摄入,坚决杜绝含糖饮料;减少高脂肪、高钠盐或加工食物摄入;尽量使用水果代替水果饮料(因为其中可能添加过多糖分,且容易短时间内摄入过多);推荐增加粗粮、膳食纤维、蔬菜饮食等。

2) 宏量营养素分配法

通过改变宏量营养素(蛋白质、脂肪、碳水化合物)的能量分配比例或提高碳水化合物质量等可以达到限制能量摄入的目的。一般而言,我们每日摄入的饮食所提供的热量,一般50%～65%来源于碳水化合物,20%～30%来源于脂肪,10%～20%来源于蛋白质。比如将蛋白质的每日供能从传统10%～20%增加至20%～40%,在供能相等的情况下,对儿童青少年减肥效果显著,主要原因是增加了蛋白质摄入,提高了饱腹感,减少饥饿感,从而降低能量摄入,以达到减肥的目的。

这是一种强化的饮食方案。通常情况下儿童每日能量摄入如下：7～11 岁（1 400～1 600 kcal/d），11～14 岁（1 800～2 000 kcal/d），14～18 岁（2 000～2 400 kcal/d）。极低能量膳食法则要求能量摄入少于 800 kcal/d，并且少于 50 g/d 的碳水化合物，主要通过代餐等方式保障微量元素摄入并且限制能量。由于这是严格的卡路里处方，因此只能短期使用，并且需要医学专家的严密监测，以免影响儿童的正常生长发育，在临床上较少使用。

能量的食物来源主要是什么

蛋白质、脂肪、碳水化合物是产热的三大营养素，产热比是 4∶9∶4，即 1 g 蛋白质、脂肪、碳水化合物分别可以产生 4 kcal、9 kcal、4 kcal 的能量，其中碳水化合物是能量的主要来源，而蛋白质不应作为主要的能量来源。

不同能量需要水平下，三大营养素的构成比是多少

在不同能量需要水平下，三大营养素的构成比如下（表 5）：

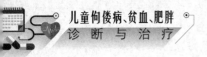
表5　不同能量需要水平下三大营养素能量提供构成比

能量需要水平(kcal)	营养素来源占总能量(%)			其中优质蛋白质(%)
	碳水化合物(%)	蛋白质(%)	脂肪(%)	
1 000	50	15	35	66
1 200	50	16	34	67
1 400	54	16	30	62
1 600	54	15	31	56
1 800	54	15	31	55
2 000	55	15	30	52
2 200	54	16	30	57
2 400	55	15	30	55

常见食物的热量大概是多少

　　常见食物热量参考大致如下(表6),但每一类中各种食物之间热量仍有差异,例如同为水果的苹果和榴莲,榴莲热量高于苹果。

表6　常见食物标准分量和热量

食物类别	g/份	能量(kcal/d)
谷类	50~60	160~180
蔬菜类	80~100	80~90
水果类	100	50~55
蛋类	40~50	65~80

食物类别		g/份	能量(kcal/d)
大豆类		20～25	65～80
坚果类		10	40～55
畜牧肉类	瘦肉	40～50	65～80
	肥瘦肉	20～25	65～80
水产品类	鱼类	40～50	50～60
	虾贝类		35～50
乳制品	全脂	200～250 ml	110
	脱脂	200～250 ml	55

根据每日所需热量，我们各种食物大概可以准备多少量

根据不同年龄段每日所需热量，基本食物供给大概如下(表7)：

表7　不同能量需求水平的平衡膳食模式和食物量[g/(d·人)]

食物种类(g)	不同热量摄入水平(kcal/d)							
	1 000	1 200	1 400	1 600	1 800	2 000	2 200	2 400
谷物	85	100	150	200	225	250	275	300
薯类	适量			50～100				
蔬菜	200	250	300	300	400	450	450	500
水果	150	150	150	200	200	300	300	350

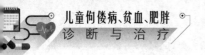

（续表）

食物	不同热量摄入水平（kcal/d）							
种类(g)	1 000	1 200	1 400	1 600	1 800	2 000	2 200	2 400
畜禽肉类	15	25	40	40	50	50	75	75
蛋类	20	25	25	40	40	50	50	50
水产类	15	20	40	40	50	50	75	75
乳制品	500	500	350	300	300	300	300	300
大豆	5	15	15	15	15	15	25	25
坚果	—	适量		10	10	10	10	10
烹调油	15～20	20～25		25	25	25	30
食盐	<2	<3	<4	<6	<6	<6	<6	<6

在减少能量摄入的同时增加能量消耗是否对控制体重更好

在控制饮食物热量的基础上另加身体活动干预对控制体重、减脂效果更佳，简而言之，控制体重就是要"管住嘴，迈开腿"。

我们可以通过哪些方面增加能量消耗

人的一切活动都需要能量消耗，其中包括基础代谢、食物特殊动力作用、动作需要和排泄的损失，而儿童青少年还有一项特殊且重要的能量需求——生长发育。据估计,婴幼儿每增加 1 kg 体重,大约需要 500 kcal 的能量,此项能量占总热能的 25% 左右。

上述各种能量消耗中,我们可以通过手段增加的能量消耗部分是什么

基础代谢、食物特殊动力作用、排泄损失和生长发育的能量消耗难以增加,因此我们增加能量消耗的方式主要是增加身体活动,并且减少静止时间。

什么是身体活动

身体活动包括 3 个核心要素:

1) 骨骼肌收缩;

2) 高于基础代谢水平的能量消耗;

3) 机体活动是指睡眠和静态行为以外的一切身体活动,除外面部咀嚼肌、表情肌等的运动。

身体活动有哪些类型

身体活动按强度分为低、中和高强度;按类型分为有氧运

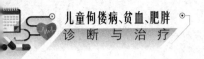

动、无氧运动和抗阻运动。

身体活动强度怎么分级

身体活动强度通常以代谢当量(metabolic equivalent, MET)作为基本测量单位。1 MET为安静坐位休息时的能量消耗率,大约为每千克体重每分钟消耗3.5 ml氧气。

低、中、高强度分别如何定义?

1) 低强度身体活动　指引起呼吸频率以及心率稍有增加,感觉轻松的身体活动;强度为1.5～2.9 MET。

2) 中等强度身体活动　指需要适度的体力消耗,心率较快,呼吸较比平时急促,微出汗,但仍然可以轻松说话,强度为3.0～5.9 MET;例如:以正常的速度骑自行车、快步走、滑冰等(表8)。

3) 高强度身体活动　指需要较多的体力消耗,心率大幅增加,呼吸比平时明显急促,呼吸深度大幅增加,出汗明显增多,停止运动、调整呼吸后才能说话,强度≥6.0 MET。

哪些身体活动强度大,能量消耗多,
属于高强度甚至极高强度活动

我们日常生活中的活动项目很多,其能量消耗水平具体如下(表8)(详见《中国居民膳食指南(2016)》):

表8 常见身体活动强度和能量消耗表

活动项目		身体活动强度(MET)		能量消耗量[kcal/(标准体重:10min)]	
		<3.0 低强度; 3.0~6.0 中强度; 7.0~9.0 高强度; 10.0~11.0 极高强度		男(66 kg)	女(56 kg)
家务活动	整理床,站立	低强度	2.0	22	18.7
	洗碗	低强度	2.3	25.3	21.5
	手洗衣服	中强度	3.3	36.3	30.8
	扫地,拖地	中强度	3.5	38.5	32.7
步行	慢速(3 km/h)	低强度	2.5	27.5	23.3
	中速(5 km/h)	中强度	3.5	38.5	32.7
	快速(5.5~6 km/h)	中强度	4.0	44.0	37.3
	很快(7 km/h)	中强度	4.5	49.5	42.0
	上楼	高强度	8.0	88.0	74.7
跑步	慢跑,一般	高强度	7.0	77.0	65.3
	8 km/h	高强度	8.0	88.0	74.7
	9 km/h	极高强度	10.0	110.0	93.3
球类	篮球,一般	中强度	6.0	66.0	56.0
	篮球,比赛	高强度	7.0	77.0	65.3
	足球,一般	高强度	7.0	77.0	65.3
	足球,比赛	极高强度	10.0	110.0	93.3
跳绳	慢速	高强度	8.0	88.0	74.7
	中速	极高强度	10.0	110.0	93.3
	快速	极高强度	12.0	132.0	112.0

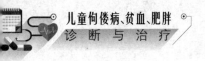

（续表）

活动项目		身体活动强度(MET)		能量消耗量[kcal/(标准体重:10min)]	
		<3.0 低强度； 3.0～6.0 中强度； 7.0～9.0 高强度； 10.0～11.0 极高强度		男(66 kg)	女(56 kg)
游泳	自由泳,仰泳	高强度	8.0	88.0	74.7
	蛙泳,一般速度	极高强度	10.0	110.0	93.3
	爬泳(快),蝶泳	极高强度	11.0	121.0	102.7
其他	瑜伽	中强度	4.0	44.0	37.3
	轮滑旱冰	高强度	7.0	77.0	65.3

什么是有氧运动

有氧运动是指人体在氧气供应充足的情况下进行的体育锻炼,主要以有氧代谢提供运动中所需能量的运动方式,运动负荷与耗氧量呈线性关系,形式多样,如跳绳、快走、慢跑、骑自行车、健身操、游泳等,运动强度偏低、持续时间较长。

什么是无氧运动

无氧运动是相对有氧运动而言,当进行非常剧烈或急速爆发的运动时,机体在瞬间需要大量的能量,有氧代谢不能满足机体此时的能量需求,遂进行无氧代谢,以求大量能量迅速释放。无氧运动持续时间短,强度高,如短跑、投掷、跳高、柔道、武术等。其实,运动有氧或者无氧是难以划分的,只能说某一运动比较有氧或比较无氧。

什么是抗阻运动

抗阻运动又称力量训练,是指人体调动体内骨骼肌收缩来对抗外部阻力的训练方式,是提高肌肉力量的重要手段,如引体向上、杠铃、高抬腿等,场地占用率小、持续时间较短,但需要特定的训练器械。

什么是运动处方

运动处方是根据参加活动者的年龄、性别、健康状况和体能水平,以处方的形式确定其运动目的、运动形式、运动强度、运动时间、运动频率和注意事项的系统化、个性化的运动方案。运动处方由热身运动、有氧运动和整理运动组成。

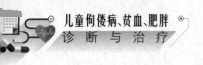

儿童运动处方的设计与成人有什么不同

不同年龄阶段,儿童的心智认知发育、身体机能发育都有其规律和特点,肥胖儿童在肥胖程度、运动能力等方面也有较大的个体差异,因此针对肥胖儿童制定个性化的运动处方进行减肥,将会达到事半功倍的效果。

儿童运动处方有哪些注意事项

1) 儿童减肥运动处方制定和实施中应充分发挥家长作用;

2) 监测和评价儿童减肥运动处方实施情况和效果应选择简单、方便的指标;

3) 运动形式选择应符合儿童生理和心理的特点。

儿童有哪些生理特点

1) 运动系统　儿童体内肌肉中水分多,蛋白质少,收缩能力弱,耐力差,易疲劳;儿童体内软骨成分多,骨中有机物含量高,不易骨折,但易变形;关节灵活性好,牢固性差。

2) 心肺系统　肺活量小,心脏收缩能力弱。

儿童有哪些心理特点

儿童一般活泼好动、情绪性强、注意力不集中、爱模仿。

针对上述生理心理特点，儿童运动处方有哪些特点

儿童在运动项目上宜多选择运动强度不大的项目，且持续时间不宜过长，如慢跑、球类项目、游泳、骑自行车、走跑结合等，切忌进行长距离游泳、负重、中长跑等形式，避免对儿童身体造成运动损伤。不仅如此，运动项目选择也应遵循儿童心理规律，在保证安全有效性的同时也要兼顾趣味性，以满足儿童心理需求，例如可将一些枯燥的跑跳等素质练习和游戏相结合，期间注意不断变换各种形式，将运动赋予游戏的外衣。只有提高儿童参与运动的积极性，才有利于运动处方的长期执行。

健康儿童每天应该有多长时间的身体活动

健康儿童应每天累计至少 60 min 中等到高强度的身体活动，以有氧运动为主，每次最好 10 min 以上，每周至少进行 3 次

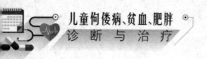

高强度身体活动,3 次抗阻力运动(如仰卧起坐、引体向上等)。

儿童日常身体活动有哪些注意事项

儿童在进行日常身体活动时,应该尽量做到强度和形式的多样化,注意运动姿势的正确性,以及各种不同强度活动之间的过渡。运动前应做好准备工作,避免空腹运动,饭后 1 小时内不运动,运动过程中和运动后应注意补充水分。家长应根据儿童喜好和身体情况,选择适合孩子的身体活动,且不能过分追求运动强度和时间,以免运动损伤。

什么是久坐行为

久坐行为是指在醒着的状态下坐着或躺着的姿势,以能量消耗≤1.5 METs 为特征的行为,对于 5 岁以下的儿童,包括坐在汽车座椅、婴儿车、高脚椅或护理者的背部,也包括安静地坐着听故事的时间。

什么是久坐屏幕行为

久坐屏幕行为是指观看基于屏幕的娱乐节目(包括电视、电脑、移动设备)所花费的时间,不包括需要体力活动的屏幕游戏。研究证实,过多使用电子设备(超过 2 h/天)可因为久坐导致身体活动减少,且多伴有能量摄入过多(零食、饮料等),最终引起肥胖发生增加。

健康儿童屏幕时间大概是多少

健康儿童应尽量减少不必要的屏幕时间,每日屏幕时间不应超过 2 h,越少越好。

儿童肥胖症治疗中的行为矫正包括哪些

行为干预的策略通常包括控制饮食摄入量、提高体育活动水平和减少久坐行为等综合措施。行为改变的基础就是自我控制饮食和能量摄入,记录身体活动和体重变化。饮食行为是肥胖干预的新兴领域,即自我对饮食和食物的态度。在儿童青少年肥胖管理中,饮食干预可以一定程度上规范饮食行为。针对儿童肥胖症,由于儿童的自我监管能力欠缺,故行为矫正需要家庭和学校的参与,若父母、学校未能有效参与,对肥胖的管理效果并不显著。

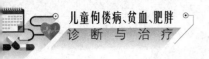

肥胖儿童如何进行饮食行为矫正

2~5 岁是儿童饮食良好行为培养的关键时期,良好的饮食习惯影响一生。在保证安全的情况下,可以让孩子品尝和接纳各种食物的自然味道,并鼓励儿童参与家庭食物的选择和制作,帮助儿童了解食物的基本常识和对健康的重要意义,对食物产生认同和喜爱,减少偏见。在节假日,带儿童去田间地头认识农作物,参与植物的种植,观察植物的生长,亲手采摘食物,激发孩子对食物的兴趣,体会参与的乐趣。儿童饮食应多样化,一日三餐的时间应相对固定,做到定时定量,足量饮水,零食不应影响正餐,不要边看电视边吃零食,不要边玩边吃。不能用饮料代替水,合理选择快餐,不要暴饮暴食,禁止饮酒。

儿童肥胖症可以用药物治疗吗

儿童肥胖的药物治疗是非常谨慎的,只有正规的强化生活方式干预方案(包括营养干预、身体活动干预和行为矫正干预)持续 3 个月仍未能限制体重增加或改善并发症时,才会考虑使用药物治疗。奥利司他是唯一被美国药品与食品监督管理局(FDA)批准的用于儿童青少年的减肥药物,它可以抑制机体对脂肪的吸收,减少能量摄入最终降低体重,但年龄限定于大于 12

岁,并因其有降低脂溶性维生素吸收的可能,强烈建议服用奥利司他者补充多种维生素。二甲双胍是被批准用于治疗 10 岁及以上儿童青少年 2 型糖尿病,在儿童减肥中也有疗效。目前我们仍需要更多的临床实验验证相关药物在儿童肥胖治疗中的安全性和有效性。

成人有减重手术以减少能量吸收,儿童有吗

目前应用儿童减重较多的手术方式包括胃旁路术和垂直袖状胃切除术。

成人使用的减重手术适用于儿童吗

手术减重在成人中已被证实是安全有效的,但因为儿童特殊的身体原因,目前尚不推荐在儿童青少年中使用手术方式进行肥胖治疗,手术治疗儿童肥胖症有严格的手术指征。

符合哪些指征的儿童肥胖症可以进行手术治疗

目前使用手术方式治疗儿童青少年肥胖的最低适应证如下:

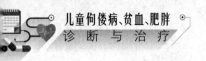

1) BMI>32.5 kg/m² 且伴有至少 2 种肥胖相关的器质性合并症,或者 BMI>37.5 kg/m² 伴有至少 1 种肥胖相关合并症(如 OSAHS、2 型糖尿病、进行性非酒精性脂肪性肝炎、高血压病、血脂异常、体重相关性关节病、胃食管反流病和严重心理障碍等)。

2) 通过饮食调整、坚持运动以及正规药物治疗等未能达到显著减肥目的的患者。

3) 年龄在 2～18 岁之间,年龄越小者,手术需要越谨慎。

4) 经过心理评估,患者本身依从性好,或者家属有能力严格配合术后饮食管理。

手术对医疗条件有要求吗

手术应在能提供必要护理基础设施的儿童减肥手术中心,由经验丰富的外科医生来进行手术,中心还应包括一个能够长期随访患者代谢相关水平及其家庭心理社会需求的团队。

哪些人群不能接受手术治疗

《中国儿童和青少年肥胖症外科治疗指南(2019 版)》反对对以下人群进行手术治疗:

1) 存在严重精神心理疾病,无法坚持术后饮食、体育锻炼和营养素补充方案。

2）目前已怀孕或者计划在手术后 12～18 个月内怀孕。

3）患者或其父母不能理解手术风险和益处。

手术后有什么注意事项

术后管理应重视食物质地的逐渐提升,还应终生补充维生素和矿物质以预防营养不良。推荐减肥手术后进行长期的随访监测,由医生、营养师严格进行相关指标监测。总之,儿童减肥手术治疗应慎之又慎,必须符合手术条件并加强术后的长期随访。

对于病理性肥胖或遗传导致的肥胖,手术治疗效果如何

对于非单纯性肥胖症的儿童青少年,如 Prader-Willis 综合征、下丘脑性肥胖等,传统的减肥方法效果较差,采用减肥手术可能更有利于减轻这些儿童青少年的体重,但长期效果如何目前仍有待进一步研究。

针对遗传性肥胖有什么特殊的治疗手段吗

对于有明确遗传因素引起的肥胖,除了上述治疗措施以外,还

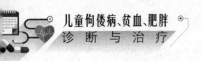
有针对特殊基因的治疗方式,例如对于 LEP 基因突变导致的肥胖症,可以通过补充 LEP(如美曲普汀),另外,在 MC4R、LEPR、PMOC 基因缺陷患者中使用 setmelanotide 也可获得减重效果。

引起病理性肥胖的病因众多,
我们应该怎么治疗

对于病理性肥胖,我们最重要的是查明原因、对症治疗,主要以治疗原发疾病为主,单纯控制饮食或运动等减重方法都不适宜直接采用。

中国传统医学对儿童肥胖有什么治疗方法

中国传统医学对肥胖防治有独特的理论体系,强调整体概念,辨证论治,根据肥胖的证型给予相应的治疗手段,包括汤药、针刺疗法、推拿、针灸等,但需至合法正规中医处寻求帮助。

上述儿童青少年肥胖症治疗方法多样,
有哪些原则性指导吗

肥胖儿童青少年治疗中的原则性指导如下:

1）减肥同时必须保证儿童正常生长发育，应该避免过度节食或不合适运动导致的身体或心理异常；

2）饮食控制应尽量配合运动，在减重同时促进体质健康；

3）减肥同时应树立正确的健康观念，过程中不应只追求体重的下降，而需建立良好的生活习惯，使体重不出现反弹；

4）一般不主张超重/肥胖儿童采用节食饥饿、用药或者手术治疗，因重度肥胖或合并严重并发症需用药物或手术治疗的，必须在专业医生指导下进行，并及时做好身体各项水平监测。

儿童肥胖治疗有哪些注意事项

在儿童肥胖症的治疗中，我们需要时刻铭记于心的是，儿童是一个需要能量去维持机体正常生长发育（包括身体和心理）的特殊群体，因此，无论对于儿童的饮食控制、运动消耗，甚至是药物或者手术治疗，都应以能够维持儿童正常生长发育为前提，过犹不及。

前文所说的 BAT 产热可以用于减重治疗吗

目前已经有科学家在研究如何通过增加人体内 BAT 含量以达到减重的目的。进一步，由于脂肪组织存在可塑性，WAT通过一系列转化能够成为 BAT，即"白色脂肪棕色化"，研究人员

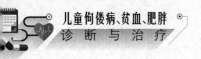

已经在思考是否可以将白色脂肪棕色化用于减重。虽然目前增加 BAT 产热及诱导白色脂肪棕色化的研究很多，但尚无确切药物或者方式可以用于临床。

肥胖症的预防

儿童肥胖症如何预防

儿童肥胖症是遗传、环境、家庭、饮食、运动等多方面因素导致的,因此儿童肥胖的预防需要学校、社区、家庭多方面参与,制定整体计划,应用综合性的行为改变干预。

有哪些具体措施可以预防儿童和青少年肥胖

1) 定期筛查 预防儿童和青少年肥胖,首先要做的就是危险因素评估,包括父母肥胖、家族三代人中肥胖、高血压、动脉粥样硬化、高血脂、2型糖尿病等发生情况,并且定期体检,定期测量和计算BMI、血压、血糖、血脂等,并根据高危因素和体格检查结果决定下一步检查,必要时及时转诊。

2) 健康教育 以家庭为单位,以改善家庭饮食行为习惯为目标,应做到家庭、学校营养教育和体育运动相结合,尽量选择低脂低热量食物,多吃新鲜蔬菜和水果,同时减少静态活动时间,配合足够的运动。有条件者应由儿童保健医生定期行膳食分析,并开出运动处方,同时对家庭、学校、社区做好健康宣教。

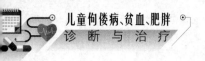

家长可以至何处寻求合适儿童的运动处方

运动处方是由运动处方师依据处方需求者的身体基本信息、体质测试结果、医学检测结果、运动风险筛查,规定的运动强度、时间、频率、方式、总运动量及进阶,形成具有个体化、系统化特点的运动处方。是目的明确地促进健康、防治疾病的运动指导方案。对于超重和肥胖的儿童,建议可至专门的"运动指导门诊"就诊,根据个体化的运动处方加强运动,在有效控制体重的同时也要避免运动损伤。

胖胖的孩子特别不喜欢运动,
如何让孩子积极并正确地参加运动

家长应注意制定适合儿童青少年生理特点的作息时间表和运动计划,多多倾听孩子的意见,尽量选择其喜爱或擅长的运动,保证学习、运动和睡眠。鼓励家长与孩子一起运动,在运动前提供必要的服装、器具和护具。

现代孩子学业负担很重,
怎样做可以尽可能满足每天的运动时间

孩子学习压力大,除了学校学习任务以外,兴趣班也都不少,这些都严重压缩了儿童的运动时间。因此,我们可以将运动生活化,抓住日常生活中一切可以加入运动的时间,例如上下学步行、参加家务劳动,学校保证每日学生必要的运动时间,提供户外运动场地和健康饮食,为学生提供必要的运动指导,帮助学生正确快速地提高运动技能。

睡眠不足可导致儿童肥胖,正常儿童每天需要多长的睡眠时间

保证充足的睡眠时间对儿童和青少年来说非常重要。0～3月龄的婴儿睡眠时间为 14～17 h;4～11 月龄的婴儿睡眠时间为 12～16 h;1～2 岁儿童的睡眠时间为 11～14 h;3～6 岁儿童的睡眠时间为 10～13 h;小学生 10 小时,初中生 9 小时;高中生 8 小时。每个儿童对睡眠时间的需求不同,有明显的个体差异,家长应在日常生活中注意观察,避免睡眠时间过短或过长。

医务人员如何参与儿童或青少年肥胖症的预防

临床医生应积极、深入参与到儿童青少年肥胖症的预防,与父母、学校和社区共同组织健康饮食活动,提供正确引导。进一步,医务人员应根据各时间段对儿童超重肥胖的相关指标,针对性开出健康的饮食和运动处方,积极参与儿童青少年的体重控

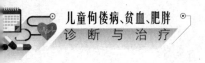

制,避免运动损伤,减少后期并发症的发生。

家庭环境对预防儿童或青少年肥胖症有哪些措施

　　家庭是儿童青少年生活的重要环境,在儿童青少年的肥胖预防中扮演着重要角色,宜针对儿童青少年生长发育的不同时期采取不同的肥胖症防治策略:

　　1) 预防儿童肥胖应从胎儿期开始,孕妇在孕期尤其是孕晚期,应合理膳食,避免胎儿体重增长过快;

　　2) 母乳喂养儿童超重肥胖发生率明显低于人工喂养儿童,因此婴儿期应提倡母乳喂养;

　　3) 2～5岁是儿童生长发育的关键时期,也是良好饮食习惯养成的重要阶段。家长应有意识培养孩子自主进食、规律进餐、不挑食、不偏食的习惯,避免含糖饮料和高脂肪的油炸食物,构建良好的饮食行为,增加儿童对食物的认识和喜爱;户外活动有利于儿童青少年身心发展和人际交往能力培养,因此应特别鼓励。

　　4) 学龄期儿童处于学习的重要阶段,对各类知识有很强的吸纳能力。家长应注意将营养健康知识融入至儿童日常生活中,并保证每日至少60分钟户外活动时间,避免长时间静坐。青春期时更应加强积极引导,避免过多饮食或盲目节食,从而避免疾病发生。

如何充分发挥家长在儿童饮食行为
建立中的正确引导作用

父母不仅在儿童饮食行为建立和形成中举足轻重,也对儿童对营养健康知识的学习有重要影响,因此,家长应及时更新知识,学习和掌握正确的营养知识并教授给儿童,在培养儿童健康饮食行为的同时,也应注意改变自己不健康饮食行为,言传身教,在过程中培养儿童选择健康食物的能力。

家长可以通过哪些方法建立孩子正确的
饮食行为和食物知识架构

家长应尽可能和儿童一起就餐,利用生活中的一切机会对孩子的食物选择和进食行为给予正确的提醒和引导。平时可以和孩子去农场或者农村,有意识地与孩子分享食物的生长过程,体验种植养殖的艰辛和喜悦,珍惜食物,喜欢食物。

学校在儿童、青少年肥胖症防治中扮演什么角色

儿童自学龄前开始,每日有较长时间在学校生活,因此,学校

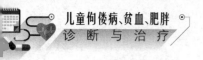
对儿童肥胖症的防治至关重要,是实施营养健康教育的重要场所。

学校如何帮助学生建立健康的饮食行为

学校是儿童接受营养健康教育的重要场所,在学校开展营养健康教育,对儿童建立健康饮食行为、获得正确营养健康知识尤为重要。

1) 学校可以针对不同年龄段儿童开展符合其年龄特点的营养教育课程,包括合理营养、平衡膳食、进餐利益等。

2) 利用宣传栏、广播、教室、班会、手抄报等形式,关注和开展儿童营养健康主题宣教,与家长共同努力,帮助儿童从小养成健康的生活方式。

3) 老师应积极主动参与儿童营养健康教育活动,将营养健康教育和日常教学活动相结合,在潜移默化中教授学生营养健康的知识和技能。

大多数学生都会在学校进食午餐,
校园膳食应该注意哪些方面

校园食堂应注意膳食营养氛围建设,可以通过多种途径(包括张贴海报、展板、液晶电视、宣传画等)宣传健康营养知识,营养老师在学生进餐时给予均衡膳食指导。学校可根据自身情况,增加学生的亲身体验活动,例如鼓励学生参与食谱设计,组织学生进入食堂帮厨、准备食物、制作、分餐、餐后清洁等过程。开辟"校园菜园",带领学生进行农场实践,在劳作中掌握营养知识,了解食物的生长,珍惜食物。同时,也可对校园超市、自动售货机销售的食物种类进行分类和限制,尽量避免儿童过于容易地得到零食,尤其是不适合儿童的零食。

学校如何加强儿童运动,增强体魄、消耗能量

学校应保证儿童的运动时间和运动场地,可适当增加体育课时间,调整体育课、课间活动形式,增加课后活动内容,并且进行运动习惯建立的相关教育等。运动强度主要以中等强度为主,建议较长时间的有氧运动,例如慢跑、健身操,有条件的学校可以开展游泳和自行车骑行等。屏幕时间延长导致的久坐以及睡眠不足是引起儿童青少年肥胖发生的重要因素,学校可加强相关教育,督促学生参加课间活动,家校沟通,减少屏幕时间。

学校和家庭如何更好地配合以
建立儿童健康饮食行为

学校可在校园活动中邀请家长参加营养健康讲座、食堂食谱制作、食材采购等活动,提升家长对营养知识和学校膳食的理

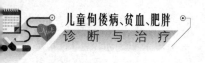

解,并及时做出反馈,形成家校合力。

社会环境中的哪些方面可以预防儿童、青少年肥胖症的发生

肥胖除受个体因素影响外,还受到经济、文化、政治等多方面因素的影响。我国儿童肥胖率逐年上升也与经济生活水平改善有关。欧洲儿童肥胖工作组(ECOG)在 2005 年就呼吁,抵抗儿童青少年肥胖症发生的行动刻不容缓,不仅是家庭、学校和医学专家,包括政府、企业和媒体均应共同协作投入儿童青少年肥胖症的预防工作中。目前,已有多个国家出台了"抵抗肥胖的国家行动计划(National Action Plans against Obesity)",其中包括制定膳食指南、推动体力活动的开展、全民健康教育、肥胖高危因素的早期干预等。

此外,社会认知对儿童肥胖症的预防也很重要。"胖"在我国传统文化中是身体好的代名词,"大胖小子"是大多数人对后代的美好期待,传统的祖辈喂养方式中有一些不科学、不符合营养搭配的喂养方式。因此,我们需要在学习中修正之前对于"胖"的错误认知,为孩子创造良好的社会生活环境。

儿童肥胖症的防治措施有什么需要注意的吗

儿童肥胖防治措施需保证儿童正常生长发育,因此需要根据每一个儿童的情况,制定与年龄和肥胖严重程度相关的个体化治疗方案,使肥胖儿童体重能够安全平稳地恢复至理想状态,并持续至成年。对于儿童来说,保持体重不增有时已经是体重有效控制的标志。基于这些因素,儿童青少年肥胖症的体重维持通常是一个合适的目标而不是过度减肥。对于严重肥胖的患者应循序渐进地实现减肥目标,例如可以定每月减重 0.5 kg 的目标。大幅度减重适合于基本已进入青春后期的极度肥胖患者,但也不是短时间内大幅度减重。

儿童、青少年是生长发育的关键时期,肥胖控制有关键时期吗

儿童可能发展成肥胖的关键时期总共有 4 个,分别是胎儿期、婴儿期,学龄前期(5～7 岁)和青春期。

各关键时期控制体重增加有哪些注意事项

1) 胎儿期:应注意孕妇的营养平衡,尤其是妊娠晚期,既要保证母亲和胎儿的正常营养供应,也要避免胎儿体重增长过快或过慢,避免小于胎龄儿或巨大儿出生;

2) 婴儿期:是生后脂肪聚集的第一个关键时期,母乳喂养对婴儿期肥胖有预防作用,因此应鼓励母乳喂养;

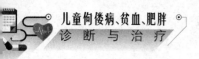
3）学龄前期：是体内脂肪聚积的第二个高峰，在此期间应培养儿童良好的饮食习惯和生活行为，避免体重过快增长，防止儿童肥胖症的发生；

4）青春期：是生后生长发育的第二个高峰，是从儿童到成人的重要过渡阶段。在此期间，可通过维持良好的生活习惯和持续有效的体育运动来保证正常的青春发育，同时也避免体重过快过多增长。

肥胖症患者的日常保健

对体重已经超标的儿童肥胖症患者，在日常生活中应注意什么

随着社会的进步和人们生活水平的提高，儿童青少年超重和肥胖的发生率逐年增加，究其原因是儿童青少年生活习惯、饮食习惯、运动模式的改变，最终导致了能量摄入超过消耗，引起能量以脂肪的形式在体内积聚。因此饮食与运动干预为必要措施，相互配合，相互促进。

肥胖症儿童日常饮食应该如何控制

肥胖症儿童家庭中应选择低脂低热量的食物，多吃新鲜蔬菜和水果，尽量选择饱腹感强的食物，与此同时，学校提供营养膳食配餐。家校联合，培养儿童建立良好的饮食习惯，一日三餐，定时定量，满足生活生长所需，但不能过度节食，以免导致疾病发生。

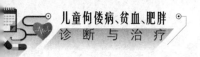
什么是平衡膳食模式

平衡膳食模式是经过科学设计的理想膳食模式,最大限度地保证不同年龄段、不同能量需求水平的健康人群的营养与健康需要,食物多样是平衡膳食模式的基本原则。每日膳食应包括薯类、蔬菜水果、禽畜鱼蛋奶、大豆坚果等食物。

我们每天应摄入多少种食物

《中国居民膳食指南(2016)》建议,平均每天至少摄入 12 种以上食物,每周 25 种以上,其中谷类为主,每天进食谷薯类食物 250~400 g,碳水化合物提供的能量占总能量的 50% 以上。

肥胖症儿童日常怎么增加运动锻炼

静态时间增加是导致近年来儿童青少年肥胖症发生的重要因素,因此减少儿童静态活动时间,增加其体育运动锻炼时间,是儿童减重的重要方式。家长可在儿童能力范围内选择合适的体育运动方式,可鼓励家长和儿童一起锻炼,学校也应提供良好的运动场地,保证所有儿童有足够的运动时间和运动量,消耗多余的能量。

肥胖症儿童日常饮食和运动锻炼
过程中有哪些注意事项

　　肥胖症儿童减重过程中无论是饮食控制还是增加运动量,都应注意不能操之过急,注意量力而行,以免导致机体不必要的损伤,与此同时,家长应密切关注儿童的健康状况,定期对孩子实施健康检查,并注意孩子心理状态评估,培养良好的心态,使他们不仅身体健康,性格也要变得开朗活泼,充满自信。

什么是零食

　　一日三餐以外吃的食物和饮料就是零食,不包括水。儿童应选择营养丰富、清洁卫生的食物作为零食,如奶制品、豆制品、水果、坚果等。

减重儿童可以吃零食吗

　　减重儿童除必要饮食外,应尽量减少零食提供,尤其是高糖、高脂的食物,例如饮料、甜食等。但零食是 2～5 岁儿童营养

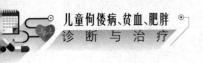

的补充(表9),应尽可能与加餐结合,尽量不要影响正餐,且过程中需注意零食的食用安全,避免坚果类、豆类食物呛入气管,也要注意食物的生产日期和保质期。

表9 儿童推荐和限制的零食

推 荐	限 制
新鲜水果、蔬菜	果脯、果汁、果干、水果罐头
乳制品(液态奶、酸奶等)	乳饮料、冰激凌、雪糕、奶油、碳酸饮料、果味饮料
馒头、面包	膨化食品、油炸食品
鲜肉鱼制品	咸鱼、香肠、腊肉
鸡蛋	
豆制品	烧烤类食品
坚果类	高盐坚果、糖浸坚果

推荐的零食就可以无限制食用吗

不是的,零食的食用也应注意限量。例如坚果类食物,富含蛋白质、维生素 E、叶酸等,少量吃有利于身体健康,但坚果能量较高,不能过量食用,以每周不超过 50 g 为宜。

市面上常见饮料的含糖量和能量大概是多少

我国饮料可分为包装饮用水、果蔬汁类饮料、蛋白饮料、碳酸饮料、风味饮料、茶(类)饮料、咖啡(类)饮料、特殊用途饮料、植物饮料、固体饮料、其他类等。饮料中含有的糖是体内提供热量的主要成分,常见饮料的含糖量和能量见表10。

表10　常见饮料的含糖量和能量

名　　　称	容量(ml)	含糖量(g)	总能量(kcal)
罐装雪碧	330	36.3	150.1
罐装可乐	330	37.0	149.3
冰红茶	500	48.0	196.4
瓶装芬达	600	63.6	261.4
脉动	600	29.4	128.6
低糖绿茶	500	20.0	81.0
加多宝	310	28.2	112.2

学前儿童各类食物推荐摄入量是多少

2～5岁儿童应建立良好的饮食行为,不能挑食偏食,也不能暴饮暴食,各类食物推荐摄入量如下(g/d)(表11):

表11　2～5岁儿童各类食物每天建议摄入量(g/d)

食物	2～3岁	4～5岁
谷类	85～100	100～150
薯类	适量	适量
蔬菜	200～250	250～300

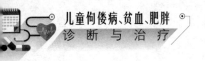
（续表）

食物	2～3 岁	4～5 岁
水果	100～150	150
畜禽肉类		
蛋类	50～70	70～105
水产品		
大豆	5～15	15
坚果	—	适量
乳制品	500	350～500
食用油	15～20	20～25
食盐	<2	<3

学龄儿童各类食物建议摄入量是多少

儿童每日需摄入谷类、蔬菜、水果、肉类等各种食物,推荐摄入量如下(表 12):

表 12　学龄儿童常见食物推荐剂量

食物类别	7 岁～	11 岁～	14～17 岁
谷类(g/d)	150～200	225～250	250～300
—全谷物和杂豆(g/d)	30～70		50～100
薯类(g/d)	25～50		50～100
蔬菜类(g/d)	300	400～450	450～500
水果类(g/d)	150～200	200～300	300～350

食物类别	7 岁～	11 岁～	14～17 岁
畜禽类(g/d)	40	50	50～75
水产类(g/d)	40	50	50～75
蛋类(g/d)	25～40	40～50	50
奶及奶制品(g/d)	300	300	300
大豆(g/week)	105	105	105～175
坚果(g/week)	—	50～70	

健康的 24 h 身体活动包括哪些

2016 年 6 月,加拿大首次发布了针对儿童青少年活动行为的 24 h 活动指南,指南中建议健康的 24 h 身体活动应包括:

1) 出汗　每天应进行至少 60 min 的中高强度身体活动;

2) 步行　几个小时不等的轻体力活动;

3) 睡眠　5～13 岁儿童每晚应保证 9～11 h 的连续睡眠,14～17 岁青少年每晚应保证 8～10 h 的连续睡眠;

4) 静坐行为　每日面对娱乐性屏幕时间不应超过 2 h。

社会环境对儿童食物选择行为影响大吗

电视广告对儿童的食物选择行为影响很大,儿童在广告中

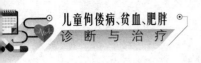
看到某类食物越多，想要得到该食物次数也就越多。英国禁止宣传高脂、高糖、高盐视频的广告在儿童可能观看的节目中播出，法国要求所有媒体上的食品广告，凡是再加工或糖、盐或脂肪含量超过标准的均需提供营养相关信息。我国于2015年开始施行的《广告法》中规定：不得在中小学、幼儿园内开展广告活动，不得利用中小学生和幼儿教材、教辅材料、练习册、文具、教具、校服、校车等发布或者变相发布广告，但公益广告除外。

都说早餐要吃好，早餐和肥胖有关系吗

每天要吃早餐，早餐营养要充足，早餐提供的热量应占全天总热量的25%～30%，营养充足的早餐应包括谷薯类、肉蛋类、奶豆类和果蔬类中的3类食物或以上。不吃早餐或早餐食物种类单一，会增加超重和肥胖的风险，也会影响儿童的认知能力。

常说的快餐能量含量有多少

我国儿童经常使用的快餐是西式快餐，主要由煎炸食品、肉类和含糖饮料组成，西式快餐维生素和膳食纤维少，能量却高。常见西式快餐能量含量见下表(表13)。

表 13　常见快餐食物的能量含量

食物种类	能量含量(kcal)	相当于米饭的重量(g)
苹果派(1 个)	259	224
可乐(1 大杯)	179	155
麦香鸡腿堡(1 个)	489	422
大型汉堡(1 个)	559	483
草莓奶昔(1 杯)	319	276
炸薯条(大)	490	423
炸薯条(中)	367	317
炸薯条(小)	244	211
炸鸡翅(6 个)	470	406
油条(100 g)	387	291

儿童、青少年每天需要喝多少水

儿童首选白开水。建议 6 岁儿童每天饮水 600 ml；7～10 岁儿童 1 000 ml；11～13 岁男生 1 300 ml，女生 1 100 ml；14～17 岁男生 1 400 ml，女生 1 200 ml。天气炎热出汗较多或空调房间失水多等情况下，可适量增加饮水量。饮水不能口渴后再喝，宜少量多次。

日常生活中，儿童可以用饮料代替水吗

多数饮料中都有添加糖，过多糖类物质摄入会对儿童健康造

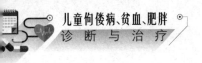
成不良影响,建议不喝或者少喝饮料,更不能以饮料代替水。选择饮料时应注意看营养成分表,尽量选择"糖"或"碳水化合物"含量低的饮料。一听含糖饮料(330 ml)能量含量约为150 kcal,一个50 kg 重的儿童,需跑步 30 min 或快走 75 min 才能消耗这些能量。

儿童每天需要摄入多少奶制品

儿童每天需要摄入奶或奶制品 300 g 以上。

可以用含乳饮料替代奶吗

儿童摄入的奶或奶制品可以选择鲜奶、配方奶、酸奶或奶酪。含乳饮料是指以乳或乳制品为原料,添加或不添加其他食品原辅料和(或)食品添加剂,经加工或发酵形成的制品,其主要成分是水,营养成分远低于奶制品(表 14),能量含量却高于奶制品,会增加超重和肥胖的风险。

表 14　100 克乳酸饮料和奶制品部分营养成分比较

营养成分含量	牛奶	乳酸饮料
钙(mg)	104	14
蛋白质(g)	3.0	0.9

营养成分含量	牛奶	乳酸饮料
锌(mg)	0.42	0.04
铁(mg)	0.3	0.1
硒(mg)	1.94	0.89
维生素 A(ugRE)	24	2
维生素 B1(mg)	0.03	0.01
维生素 B2(mg)	0.14	0.02

怎样避免高糖的加工食物呢

通过查看食物标签可识别高糖的加工食物。按照我国食品标签法,其配料表上可查到额外的糖,需要注意的是,额外添加的糖,除了标识为蔗糖(白砂糖)以外,还包括麦芽糖、葡萄糖、浓缩果汁、果葡糖浆、蜂蜜等。食物中额外加的糖,不含任何营养素,只能增加能量,故又称为"空白能量"。糖的过量摄入,增加了儿童肥胖的发生风险。

青春期女孩在控制体重过程中有需要额外关注的吗

有些青春期女孩为了追求"苗条"会盲目节食、过度节食,甚至会罹患厌食症,导致新陈代谢紊乱,甚至死亡。家长、学校和

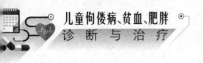

社会应加强对青春期女孩的引导,帮助其建立正确的体型认知,避免因过度节食出现消瘦或其他疾病。

我国儿童、青少年每日身体活动和久坐时间推荐量是多少

1) 2017 年,我国研究人员发布了《中国儿童青少年身体活动指南》,目标人群为身体健康的 6～17 岁儿童青少年,具体如下:①中、高强度身体活动(大多数为有氧身体活动),每天累计≥60 min;②高强度身体活动和增强肌肉力量、骨健康的抗阻活动每周≥3 天;③每天屏幕时间限制在 2 h 内,减少因课业任务而产生的持续久坐行为,课间休息时应进行适当身体活动。

2) 2020 年,我国研究人员发布了《学龄前儿童(3～6 岁)运动指南》,具体为:①学龄前儿童每天 24 h 内的累计运动时间应至少达到 180 min,②每天应进行至少 120 min 的户外活动;③学龄前儿童每天应尽量减少久坐行为,任何久坐行为每次持续时间均应限制在 60 min 以内,其中每天屏幕时间累计不超过 60 min,且越少越好。

小年龄段儿童每日身体活动和久坐时间推荐量是多少

我国尚无小年龄段儿童每日身体活动和久坐时间推荐量,

2019 年,WHO 发表了 5 岁以下儿童的身体活动、久坐行为和睡眠的指南,具体如下:

1) <1 岁婴儿:

① 身体活动:每天建议进行多次各种类型的身体活动,尤其是在地板上进行的互动游戏。对于还不能自由移动的婴儿,每天可在清醒状态下,在成人看护下,建议每日进行至少 30 min 俯卧位(腹部时间)活动。

② 久坐与屏幕时间:如坐在婴儿车、看护者怀里、背上或高脚椅,每次限制在 1 h 以内。久坐时,鼓励看护者与婴儿一起阅读和讲故事,有语言交流。不建议有屏幕时间。

2) 1～2 岁幼儿

① 身体活动:每天至少进行 180 min 各种类型、多种运动强度的身体活动,包括中高强度的身体活动。对于幼儿来说,中高强度的身体活动包括骑车、快走、游泳、跑着玩球类、跳舞。通常在进行这些身体活动时,幼儿会热得喘不过气。

② 久坐与屏幕时间:如坐在婴儿车、看护者怀里、背上或高脚椅,或长时间坐在床上或地板上,每次均应限制在 1 h 内。对于 1 岁的幼儿,不建议在屏幕前久坐。对于 2 岁的幼儿,久坐屏幕时间不应超过 1 h。久坐时,鼓励看护者与幼儿一起阅读和讲故事。

健康中国·家有名医丛书
总书目

第一辑

第二辑

13. 呼吸道病毒感染诊断与治疗
14. 心血管内科疾病诊断与治疗
15. 老年眼病诊断与治疗
16. 肺结核病诊断与治疗
17. 斑秃诊断与治疗
18. 带状疱疹诊断与治疗
19. 早产儿常见疾病诊断与治疗
20. 儿童佝偻病、贫血、肥胖诊断与治疗

21. 儿童哮喘诊断与治疗
22. 皮肤溃疡诊断与治疗
23. 糖尿病视网膜病变诊断与治疗
24. 儿童性早熟诊断及治疗
25. 儿童青少年常见情绪行为障碍诊断和治疗
26. 儿童下肢畸形诊断和治疗
27. 肺癌诊断与治疗